Sexueller Mißbrauch Minderjähriger in der Kirche

Begleiten – Beraten – Heilen

Herausgegeben von
Andreas Hess, Wunibald Müller und Lorenz Wachinger

Die Praktische Theologie ist herausgefordert, ihren Kontakt zur modernen Psychotherapie einzusetzen: In der Pastoralpsychologie verbinden sich christlicher Glaube und psychologische Erfahrung. Der Impuls Jesu verpflichtet uns, seine frohe und heilende Botschaft heute so zu verkünden, daß sie die Sorgen und Nöte der Menschen aufgreift und zu lindern versucht. Inhaltlich und äußerlich bunter und erweitert setzt „Begleiten – Beraten – Heilen" die erfolgreiche Reihe „Heilende Seelsorge" fort. Sie vermittelt psychologisches Wissen, Praxisreflexionen und konkrete Hilfe für die Seelsorgsarbeit und die persönliche Lebensgestaltung. Sie macht Mut zu heilendem Reden und Handeln und spricht alle an, die sich in pastoralen und caritativen Arbeitsfeldern engagieren und die psychologischen Erkenntnisse und Erfahrungen für ihre Arbeit und für ihr persönliches (Glaubens-)Leben nutzen möchten.

Stephen J. Rossetti/Wunibald Müller (Hg.)

Sexueller Mißbrauch Minderjähriger in der Kirche

Psychologische, seelsorgliche und institutionelle Aspekte

Matthias-Grünewald-Verlag • Mainz

Auszug
Titel der Originalausgabe: »Slayer of the Soul«

Übersetzung der englischsprachigen Beiträge von Anke Braun

Der Matthias-Grünewald-Verlag ist Mitglied der Verlagsgruppe engagement

Die Deutsche Bibliothek – CIP-Einheitsaufnahme
Sexueller Mißbrauch Minderjähriger in der Kirche :
psychologische, seelsorgliche und institutionelle Aspekte / Stephen J. Rossetti/Wunibald Müller (Hg.). Übers. der engl.-sprachigen Beitr. von Anke Braun. - Mainz : Matthias-Grünewald-Verl., 1996
(Begleiten - Beraten - Heilen)
Einheitssacht.: Slayer of the Soul ‹dt.›
ISBN 3-7867-1920-9
NE: Rossetti, Stephen J. [Hrsg.]; EST

Umschlag: Heinz Kirsch und Kristine Buckel, Wiesbaden
Druck und Bindung: Wagner, Nördlingen
ISBN 3-7867-1920-9

Inhalt

Vorwort

In der letzten Zeit befaßten sich die Medien außergewöhnlich häufig mit der Thematik sexuellen Mißbrauchs Minderjähriger durch Priester und Ordensleute. Die Berichterstattung beschränkte sich vielfach auf Schilderungen konkreter Fälle, Kritik an der Rolle der Kirchenleitungen und sehr allgemein gehaltenen Informationen zum Thema Pädophilie. Es wurde deutlich, wie wenig solide Kenntnisse über Pädophilie, geschweige denn über sexuellen Mißbrauch Minderjähriger durch Priester und Ordensgeistliche verfügbar sind.

Dieses Buch will den Kenntnisstand über sexuellen Mißbrauch Minderjähriger in der Kirche erweitern. Dabei stehen psychologisch-psychotherapeutische und pastoraltheologisch-seelsorgliche Aspekte im Vordergrund. Weiter hat die Veröffentlichung vornehmlich die Täter im Blick. Es ist geplant, in einem eigenen Buch ausführlich auf die Situation der Opfer einzugehen.

Zum überwiegenden Teil wurden die Beiträge des Buches aus dem Amerikanischen übersetzt. In den USA haben sich in den letzten Jahren Psychotherapeuten, Psychiater und Seelsorger sehr intensiv mit der Thematik des sexuellen Mißbrauchs in der Kirche befaßt. Unter ihnen auch Stephen J. Rossetti, mit dem zusammen ich dieses Buch herausgebe. Dr. Stephen J. Rossetti ist Priester und Psychologe. Er arbeitet am St.-Lukas-Institut, einer Einrichtung, in der u.a. Priester behandelt werden, die Minderjährige sexuell mißbraucht haben.

Stephen Rossetti hat in diesem Band die wichtigsten Informationen und Daten zusammengetragen, die zu dem Themenbereich sexuellen Mißbrauchs in der Kirche vorliegen. Da er selbst als Therapeut und Seelsorger mit betroffenen Priestern arbeitet und Menschen und Gruppen berät, die in der einen oder anderen Weise mit Vorfällen sexuellen Mißbrauchs konfrontiert werden, hat er eine Auswahl getroffen, die neben theoretischen Informationen zu dem Themenbereich vor allem auch dessen praktische Seite stark berücksichtigt. So wird unter anderem auf Fragen eingegangen, wie in solchen Situationen die Kirchenleitung, eine Gemeinde, die betroffenen Angehörigen reagieren sollen. Ausführlich geht das Buch darauf ein, welche Kennzeichen und Verhaltensweisen auf eine mögliche pädophile Anlage hinweisen und welche Heilungs- bzw. Behandlungsmöglichkeiten für pädophile oder ephebophile Priester bestehen. Dabei wird auch auf die wichtige Unterscheidung zwischen Pädophilie und Ephebophilie eingegangen. Denn bei der überwältigenden Mehrheit der Priester und Ordensleute, die Minderjährige mißbrauchen, handelt es sich nicht um Pädophile, sondern um Ephebophile. Das heißt, ihre Opfer sind nicht vorpubertäre Kinder, also Kinder, die nicht älter als 13 Jahre sind, sondern nachpubertäre Jugendliche im Alter zwischen 14 und 17 Jahren. Ephebophilie gilt im Gegensatz zu Pädophilie nicht als eine psychische Störung. Nach den Angaben von Stephen Rossetti sind über 80% der Priester, die Minderjährige sexuell mißbrauchen, keine echten Pädophile, sondern Ephebophile.

Frau Dr. Myriam Wijlens geht in ihrem Beitrag auf die kirchenrechtlichen Fragen ein, wobei sie die Rechtslage im deutschsprachigen Raum berücksichtigt. Ich verweise in meinem Beitrag auf einige pastoraltheologische und pastoralpsychologische Aspekte und Konsequenzen, die sich aus dem sexuellen Mißbrauch Minderjähriger durch Priester für die Kirche ergeben. Dabei gehe ich auch besonders auf die Folgen der präventiven Maßnahmen ein, die sich für die Priesterausbildung ergeben.

So ist das Buch eine Hilfe für alle, die auf unterschiedliche Weise durch sexuellen Mißbrauch Minderjähriger in der Kirche betroffen sind: Kinder und Jugendliche, die sexuell mißbraucht werden und ihre Angehörigen, die Gemeinde, deren Seelsorger Minderjährige mißbraucht, Bischöfe, Personalreferenten und Offiziale, die in dieser Situation eine besondere Verantwortung haben, Berater und Therapeutinnen, geistliche Begleiter, aber auch die der Kirche Fernstehenden, die an soliden Kenntnissen zum Thema sexuellen Mißbrauchs Minderjähriger durch Priester interessiert sind.

Wunibald Müller

Stephen J. Rossetti

Einleitung

Zeitungsberichte und Fernsehtalkshows erwecken den Eindruck, als gäbe es eine erschreckend hohe Anzahl von Priestern und Ordensleuten, die Kinder sexuell mißbrauchen. Die Namen solcher Priester werden publiziert; jeder Vorfall wird nachhaltig verfolgt. Unweigerlich tauchen derartige Fälle in den landesweiten Nachrichten auf. Kürzlich wurde ein entsetzliches Geschehen öffentlich bekannt gemacht: Eine Gruppe von Ordensleuten wurde angeklagt, zu einem Kreis von Kindesmißhandlern zu gehören. Wo auch immer wir hinschauen, überall sehen wir Priester und Ordensleute, die wegen sexuellen Mißbrauchs von Kindern verklagt, manchmal verurteilt und ins Gefängnis geschickt werden.

Man könnte dies als Vorbote des baldigen Endes einer Priesterschaft sehen, die bereits unter einer Moralkrise und unter der sinkenden Zahl von Berufungen zum Priesteramt zu leiden hat. Für eine Gesellschaft, der es schwerfällt, Autoritätspersonen – auch aus dem religiösen Leben – zu vertrauen, ist es ein weiterer Grund, diesen nicht mehr zuzuhören und ihren Worten keinen Glauben mehr zu schenken. Für eine Kirche, die um ihre Anpassung an die gesellschaftlichen Veränderungen kämpft, ist es eine völlig unerwartete Krise, mit der niemand so recht umzugehen weiß.

Es mag seltsam klingen, doch wir sollten den Talkshows, den Massenmedien im Allgemeinen, und unserem Rechtssystem dankbar sein; sie haben uns einen Dienst erwiesen. Sie haben uns gezwungen, uns einem Thema zu stellen, das viel zu lange schon unter den Tisch gekehrt worden ist. Weder die Gesamtgesellschaft noch die Kirche haben die zugrundeliegende Störung erkannt, die den Mißbrauch von Kindern und den dadurch verursachten entsetzlichen Schaden hervorruft. Die Medien brachten diese Störung in die Öffentlichkeit; unser Rechtssystem hat die Strafe zu hoch angesetzt, um dieses Problem ignorieren zu können, und der daraus resultierende öffentliche Aufschrei zeugt von der Dringlichkeit des Themas. Es *gibt* das Problem des Kindesmißbrauchs in unserer Kirche, und wir können es nicht ignorieren.

Eine vernichtende, schwere Störung

Ein älterer Pfarrer erzählte mir, daß vor einigen Jahren ein seiner Pfarrei zugeteilter junger Priester des sexuellen Mißbrauchs von Kindern überführt worden war. Damals, so sagte er, habe er nicht genau gewußt, wie er sich verhalten sollte. Doch der junge Priester verkündete ihm kurz darauf, er habe sich selbst um die Angelegenheit gekümmert. Er wäre zur Beichte gegangen, und das Problem sei gelöst. Der Pfarrer fühlte sich mit dieser Lösung nicht wohl, wußte jedoch nicht, was er noch tun sollte. Natürlich wurde der junge Priester erneut bei Mißbrauchshandlungen ertappt. Die Beichte reinigt zwar die Seele, doch sie heilt nicht immer eine seelische Störung.

Die Kirche steht mit dem Problem des Kindesmißbrauchs jetzt an derselben Stelle, an der sie vor einigen Jahren mit Alkoholproblemen stand. Hatte ein Priester vor dreißig Jahren „Schwierigkeiten mit dem Trinken", so wurde er vom Bischof diszipliniert. Er wurde ermahnt, mehr „Selbstkontrolle" zu beweisen. Übermäßiges Trinken wurde als Charakterfehler oder einfach als mangelndes Bemühen angesehen. Nach und nach erkannten wir jedoch, daß der Alkoholismus eine vernichtende, schwere Störung ist, die nicht geheilt, sondern nur kontrolliert werden kann. Ein Alkoholiker braucht eine stützende und gleichzeitig kritische Umgebung, eine rigorose Behandlung und die Weisheit der Anonymen Alkoholiker, damit er mit dieser Krankheit umgehen kann.

Wir beginnen gerade erst, die zum Kindesmißbrauch führende Störung zu erkennen. Doch diese ersten Erkenntnisse deuten auf einen der Alkoholsucht nicht unähnlichen Prozeß hin. Sein Ursprung liegt in einer inneren psychischen und/ oder biologischen Dysfunktion. Etwa so, wie Gift in einen lebenden Organismus eindringt, durchdringt sie das System des Betroffenen und macht ihn blind für seine Krankheit, für das Erkennen der von ihr verursachten selbstzerstörerischen

Verhaltensweisen und der Schäden, die sie bei anderen anrichtet. Dieser Prozeß endet schließlich mit dem seelischen Tod des Straftäters, falls keine aktiven und energischen Schritte zum Aufhalten der fortschreitenden Störung unternommen werden.

Es ist schwierig, eine Person mit einer Störung zu konfrontieren, derer sie sich nicht bewußt ist. Jeder, der einem Alkoholiker die Wahrheit über seine Krankheit gesagt hat, kennt die wahrscheinlichen Reaktionen. Dazu gehören heftige Leugnungen, komplexe Rationalisierungen und intensive Feindseligkeit. Die Konfrontation eines Kindesmißhandlers sieht nicht viel anders aus. Die extremen rechtlichen und sozialen Konsequenzen machen sie sogar noch schwieriger und verstärken den Widerstand der Betroffenen gegen ihre Behandlung. Der sexuelle Mißbrauch von Kindern ist eine Angelegenheit, mit der wir lieber gar nichts zu tun haben wollen.

Ein Priester erzählte, er sei in der unglücklichen Lage gewesen, einen sexuellen Kindesmißbrauch melden zu müssen. Ein junges Mädchen eröffnete ihm, ihr Vater habe sie sexuell „angefaßt". Widerstrebend zeigte der Priester den Vorfall an, und der Vater kam schließlich ins Gefängnis. Die Familie brach danach auseinander, und den Übriggebliebenen fiel es schwer, sich finanziell über Wasser zu halten. Der Priester war sich nicht sicher, ob sein Verhalten richtig gewesen war, und er hatte starke Schuldgefühle.

Während der Ermittlungen wurden jedoch noch viel schrecklichere Dinge aufgedeckt. Der Vater hatte seine Tochter nicht nur durch „Anfassen" mißhandelt, er hatte bis zu seiner Verhaftung regelmäßig Geschlechtsverkehr mit ihr gehabt. Auch kam heraus, daß er seine jüngeren Töchter ebenfalls belästigt hatte. Einzig die Anzeige des Priesters hatte den Mißbrauch beendet.

Wird der sexuelle Mißbrauch von Kindern aufgedeckt, dann handelt es sich, wie dieser Priester erkannte, bei den ersten Fakten gewöhnlich um die „Spitze des Eisbergs". Eine großangelegte Studie (Abel und andere, 1987) befragte Personen, deren Sexualverhalten von der Norm abwich, über von ihnen begangene Sexualverbrechen. Man garantierte für die ver-

trauliche Behandlung der Informationen, von einer gerichtlichen Verfolgung wurde abgesehen. Als diese Menschen das Ausmaß ihrer verborgenen Verbrechen aufdeckten, waren die Forscher verblüfft.
Die Umfrage ergab, daß 377 Kindesmißhandler *außerhalb ihres Zuhauses* sexuelle Handlungen an Kindern vorgenommen hatten. Davon betroffen waren insgesamt 4435 Mädchen und 22981 Jungen. Die Mädchen wurden 5197 mal, die Jungen 43100 mal mißbraucht. Auch fanden sich 203 Straftäter, die Kinder *zu Hause* sexuell mißbraucht hatten (Inzest). Sie mißbrauchten 286 weibliche und 75 männliche Opfer; begingen insgesamt 12927 inzestuöse Handlungen mit Mädchen und 2741 mit Jungen. Diese Ergebnisse belegen, daß es sich beim sexuellen Mißbrauch von Kindern nicht um Einzelfälle handelt.
Zwei Jahre später bestätigten Fullers Forschungen (1989) diese Befunde. Er merkte dazu an: „Ein einziger Kindesmißhandler kann Hunderte sexueller Handlungen an Hunderten von Kindern begehen." *Zeigt man einen Mißhandler an, kann dies vielleicht die Zahl der künftigen Opfer verringern.* Wir müssen dem Thema des Kindesmißbrauchs offen gegenübertreten und alle Vorfälle über die üblichen Kanäle melden. Meistens sind es keine isolierten Vorkommnisse, sondern es handelt sich vielmehr um ein beherrschendes Verhaltensmuster kontinuierlichen Mißbrauchs.
Zwar können wir den Medien dankbar sein, daß sie uns halfen, uns dieses wichtigen Themas bewußt zu werden, doch wir müssen erkennen, daß sie weder für die Darstellung der Komplexität dieses Phänomens gerüstet sind, noch eine ausgeglichene Perspektive zu seiner Beurteilung bieten können. Der Aufbau unserer Gesellschaft und die Begrenztheit des Fernsehens und der Presse führen dazu, daß der Schwerpunkt der Berichterstattung auf den Sensationsmeldungen liegt. Komplexe Geschehnisse erhalten wenig Nuancierungen und werden stark vereinfacht dargestellt. So werden nicht immer exakte Eindrücke vermittelt.
Die meisten Fälle des Kindesmißbrauchs geschehen im eigenen Heim, doch die öffentliche Aufmerksamkeit wird denjenigen Fällen zuteil, die in den Nachrichten auftauchen.

Wenn ein Priester der römisch-katholischen Kirche ein Kind sexuell belästigt, macht das garantiert Schlagzeilen. Bei einem Vater, der seine Tochter mißbraucht, ist das nicht der Fall. Es gibt in den Vereinigten Staaten weit über 50000 Priester und Mönche. Bis März 1990 sind nur 73 Fälle von Kindesmißbrauch durch Priester oder Ordensleute in den Vereinigten Staaten gerichtlich bekannt geworden. Zwar wurden einige Vorfälle außerhalb der Gerichtshöfe geklärt, doch ist der Prozentsatz der in Kindesmißbrauch verwickelten Priester und Ordensleute gering. Es ist sehr viel wahrscheinlicher, daß ein Junge oder Mädchen von seinem Vater mißbraucht wird, als vom Gemeindepfarrer.
Es wirkt ungerecht, daß derartige Vorkommnisse im kirchlichen Rahmen immer sofort überall bekannt werden. Allerdings muß man dies erwarten, da es sich bei Priestern und Ordensleuten um öffentliche Figuren handelt. Sie nehmen eine Sonderstellung des öffentlichen Vertrauens ein, womit auch Rechte und Privilegien verbunden sind. Gleichzeitig müssen sie die entsprechende Verantwortung tragen. Sie müssen sich stets bewußt sein, daß sie und ihre Handlungen der allgemeinen Kritik und Aufmerksamkeit ausgesetzt sind.

Ein höherer moralischer Standard

Auch erwartet die Öffentlichkeit von ihren offiziellen Personen einen höheren Moralstandard, besonders von den Vertretern der Religion. Bei einem unlängst stattgefundenden Prozeß gegen einen wegen sexuellen Mißbrauchs von Kindern angeklagten Priester forderte der Staatsanwalt eine Gefängnisstrafe, weil sich der Angeklagte „als Priester ... in einer Vertrauensstellung befand". Der Richter setzte die Strafe auf Bewährung aus; zum Teil, weil der Angeklagte entschieden hatte, sich in psychologische Behandlung zu begeben. Doch er stimmte damit überein, daß „die Menschen von einer ‚Person mit heiligen Weihen' ein besseres Verhalten erwarten" (*Kitchener-Waterloo Record*, 1989).
Verlangt die Gesellschaft einen höheren Verhaltensstandard, so ist zu erwarten, daß Priester und Ordensleute diesen

Maßstab auch auf sich selbst anlegen. In der Tat entspricht dies meinen Beobachtungen. Was wir anderen vergeben, vergeben wir uns selbst noch lange nicht. Und die Presse erinnert uns schmerzlich daran, daß wir diesem höheren Maßstab nicht entsprechen können. Viele Pfarrer schämen sich deshalb und beschuldigen sich selbst so sehr, daß die Moral der Kirche dadurch ernsthaft beeinträchtigt wird.

In den Tagen vor dem Zweiten Vatikanischen Konzil war man üblicherweise der Auffassung, daß der Priester gesellschaftlich über den anderen Menschen stehe. Seine Berufung galt als höher, er war zu einem heiligmäßigen Leben als besonders begnadet angesehen, er wurde als Beispiel für die Gegenwart Christi in unserer Welt hingestellt. Nach dem Konzil wurde diese höhere Berufung demontiert. Priester wurden genau wie andere Personen des gesellschaftlichen Lebens der scharfen öffentlichen Kritik ausgesetzt, und man fand an ihnen viele Fehler. „Hochmut kommt vor dem Fall." Wird man vor den Augen der Öffentlichkeit erhöht, heißt dies, daß einem ein tiefer Fall bevorsteht.

In dieser Ära des „tiefen Falls" ist das Selbstbild der Priester und Ordensleute kein positives. Es herrscht die oft unausgesprochene Annahme, nur ein Mensch mit einer Menge persönlicher und seelischer Probleme würde überhaupt der Kirche dienen wollen. Vorher fühlten wir uns, als ob wir die Besten wären, jetzt beschleicht uns die geheime Furcht, wir seien unter den Schlechtesten.

In einer in den siebziger Jahren durchgeführten Studie über die seelische Gesundheit amerikanischer katholischer Priester wurden die 271 Teilnehmer anhand von vier Entwicklungsstufen beurteilt: mangelhaft entwickelt, unterentwickelt, in der Entwicklung begriffen, und entwickelt (Kennedy und Heckler, 1972). Die Priester schnitten dabei nicht gut ab. Die große Mehrheit fiel unter die Kategorie der emotional Unterentwickelten (179). Die nächstgrößere Gruppe war die der in Entwicklung Begriffenen (50), einige wenige fielen unter die Extreme der Entwickelten (19) und mangelhaft Entwickelten (23). Das war kein schönes Bild.

Doch die Forscher bemerkten dazu, daß „die Priester die Probleme der Allgemeinbevölkerung reflektierten." Aufgrund ihrer klinischen Erfahrung kamen sie zu dem Schluß, daß diese Gruppe von Priestern im landesweiten Vergleich mit anderen Männern nicht schlecht abschneide. „Priester sind keine ernsthaft gestörte, rebellische oder atypische Individuen." Tatsächlich fand man sie „klug, fähig und engagiert". Es fiel jedoch auf, daß die Priester unter den „großen Erwartungen" litten, die man auf sie setzte. Die Ergebnisse der Studie wurden in der schlichten Erkenntnis zusammengefaßt: „Die Priester der Vereinigten Staaten sind normale Männer."

Das ist vielleicht die wichtigste Einsicht, die jeder Priester und Ordensmann erkennen und annehmen muß, genau wie jeder andere Mensch. Wir sind weder besser noch schlechter als andere. Keiner dieser beiden Extrempole ist produktiv oder gesund, und beide beweisen einen Gutteil ausschließlicher Selbstbezogenheit. In Wirklichkeit sind wir einfach menschlich.

Ein junger Priester ist am Anfang von seinem Amt begeistert, und, wie ich vermute, überwältigt von Ansehen und Autorität, die er durch seine neue Position gewinnt. Nichts, was er tut, bleibt unbemerkt. Heute gibt es viel mehr Feindseligkeit als früher, doch auch sie ist eine Art von Autorität und „negativem" Prestige. Der Priester wird beachtet; er ist anders; die Menschen reagieren stark auf ihn, im Positiven wie im Negativen.

Irgendwann kommt eine Zeit, wo der Priester mit seinen Grenzen konfrontiert wird. Er kann nicht jede Familie besuchen. Er kann nicht alle Dinge gut beherrschen. Er kann seinen eigenen Ansprüchen – oder denen der Umgebung – nicht gerecht werden. Er ist zu begrenzt, oder auch zu sehr Mensch, um all diesen Erwartungen zu entsprechen. Es sagt viel über die Zukunft eines Priesters aus, wie er auf diese „Erwartungskrise" reagiert. Sie betrifft keineswegs nur Priester und Ordensleute. Alle Menschen begegnen dieser Krise.

Ein Psychiater stellte die Hypothese auf, daß die Distanz zwischen der Maske, die wir der Welt präsentieren, und unserem wahren Gefühl im Innern das Maß der Angst sei, mit der wir leben. Je weiter unsere Erwartungen an uns selbst von unserer Wirklichkeit entfernt sind, desto angespannter wird unser Seelenleben sein. Wir alle haben eine Aufgabe

gemeinsam: Wir müssen mit der Realität zurechtkommen und die Maske fallenlassen, die unser inneres Selbst verbirgt. Es ist die Aufgabe des Menschseins.
Erik Erikson wies darauf hin, daß zu dieser „Aufgabe des Menschseins" ein Entwicklungsprozeß gehört. In jedem Lebensstadium, sagt er, sei der Mensch mit Herausforderungen und Problemen konfrontiert, damit er sich zu einem volleren menschlichen Leben entwickeln könne. So muß etwa der heranwachsende Mensch eine „Identität" finden und so den eigenen Platz in der Welt kennenlernen, herausfinden, wer er wirklich ist. Für das Ende des Lebenszyklus postulierte Erikson die Existenz einer besonderen, das Endstadium des Wachstums zusammenfassenden Einsicht. In diesem Bewußtsein finden wir unsere endgültige Befreiung und unser wahres Potential. Die Einsicht lautet: „Ich bin ein Mensch."
Zum Schluß erkennen wir alle, daß wir einfach menschlich sind. In diesem Wissen liegt die Freiheit von unrealistischen Erwartungen. Wir spüren eine Verbindung mit all unseren Brüdern und Schwestern. Die spirituellen Konsequenzen eines solchen Bewußtseins liegen auf der Hand. In unserem Menschsein verwerfen wir die Arroganz, wie Gott sein zu wollen. Dadurch, daß wir unsere Grenzen und Fehler annehmen, werden wir demütig. Indem wir erkennen, daß wir wahrhaft menschlich sind, fühlen wir uns als Einheit im Leib Christi. Wo früher Angst war, ist jetzt innerer Friede.

Zeit für eine wissenschaftliche Untersuchung

Der sexuelle Mißbrauch von Kindern in unserer Gesellschaft und unserer Kirche – durch Menschen, die keinen inneren Frieden gefunden haben – ist eine schreckliche Realität. Wir sollten den Medien danken, daß sie uns dies bewußt gemacht haben. Das war ihre Aufgabe, und sie haben sie gut erfüllt. Doch jetzt ist es Zeit, das Problem aus den Medien herauszunehmen und es in die Hände derjenigen zu legen, die es mit geübten Augen in seinen tieferen Dimensionen betrachten.
Mit dem Ziel, diese Untersuchung in Angriff zu nehmen, führt dieses Buch Fachleute zusammen. Die beteiligten Au-

toren und Autorinnen sind Experten und Expertinnen für einen besonderen Aspekt des sexuellen Mißbrauchs von Kindern in der Kirche, und bringen folglich einen bestimmten Stein des Mosaiks ein, so daß wir das vollständigere Bild sehen können.

Ich bin all diesen Menschen sehr dankbar, nicht nur für ihre Beiträge zu diesem Buch, sondern auch für ihre Bemühungen, unserer Kirche auf verantwortliche und christusgemäße Weise zur Erkenntnis ihrer Menschlichkeit zu verhelfen. Sie alle dienen der Heilung. Sie alle versehen ihren Dienst sorgfältig und professionell. Das ist ein gutes Zeichen für unsere Zukunft.

Während sich die Geschichte des sexuellen Mißbrauchs von Kindern vor uns entfaltet, sind wir höchstwahrscheinlich schockiert. Wir werden wütend darüber, daß solche entsetzlichen Dinge jemals geschehen können. Wir verspüren Mitleid und Traurigkeit, wenn wir mit der Realität einer derartig schweren und lähmenden psychischen Störung konfrontiert werden. Ich hoffe, diese Emotionen werden uns dazu anspornen, uns gezielt und angemessen für die Auseinandersetzung mit diesen schwierigen Tatsachen einzusetzen. Impulsive Reaktionen sind genauso falsch wie gar kein Handeln.

Auch hoffe ich, daß wir unsere gemeinsame, wenn auch unvollkommene Menschlichkeit erkennen werden. Dieses Bewußtsein würde uns aus dem angsterfüllten Gefängnis der unrealistischen Erwartungen befreien. Wir sind nämlich nicht besser als unsere Mitmenschen; und wir sind auch nicht schlechter. Wir sind einfach Menschen. Diese Wahrheit ist leicht auszusprechen, doch ist es schwer, sie sich zu eigen zu machen. Es gibt nur wenige Aufgaben, die noch schwieriger sind. Allerdings ist dies der einzige Weg, auf dem wir zwischen der Scylla der Arroganz und der Charybdis der Scham hindurchsteuern können. Es ist der einzige Weg, der unsere Kirche und Gesellschaft davor bewahren wird, unter der schmerzlichen Realität des sexuellen Mißbrauchs von Kindern zu zerbrechen.

Stephen J. Rossetti / L.M. Lothstein

Mythen über den Kindesmißhandler

Mythos Nr. 1: Kindesmißhandler sind schmutzige alte Männer

Laut Populärmeinung ist der Kindesmißhandler ein schmutziger alter Mann, der in dunklen Ecken herumstreunt und sich Kinder direkt von der Straße greift. Das hier zugrundeliegende Bild geht davon aus, daß der Mißhandler völlig anders ist als wir. Er ist alt, dreckig und hinterhältig – wir hingegen sehen uns selbst als jung, sauber und weltoffen. Wir alle, einschließlich der wirklichen Kindesmißhandler, wollen uns so weit wie möglich vom abscheulichsten aller menschlichen Impulse distanzieren: davon, ein Kind sexuell zu berühren.
Unsere westliche Welt reagiert auf den sexuellen Mißbrauch von Kindern mit Empörung. Jahrhundertelang war die Existenz eines solchen Verhaltens völlig undenkbar, aus dem bewußten Denken ausgeschlossen. Niemand glaubte daran, daß Kinder die Wahrheit sprachen, wenn sie sagten: „Papi hat etwas Komisches mit mir gemacht." Sogar Siegmund Freud nahm seine ursprüngliche Hypothese über die Realität des sexuellen Mißbrauchs und seinen Beitrag zur Hysterie bei Frauen später zurück. Der bloße Gedanke an derartige Handlungen stößt uns ab und erschreckt uns. Dennoch gibt es vielleicht in den dunkelsten Winkeln unserer eigenen Psyche Impulse, die sich von denen der Kindesmißhandler nicht allzusehr unterscheiden.
Es mag sein, daß wir das Vorhandensein derartiger Impulse in unserer Welt deswegen nicht tolerieren können und werden, weil es uns so schwerfällt, einzugestehen, daß wir sie in uns selbst tragen. Dies ist ein *Abwehrmechanismus*. Um uns davor zu schützen, daß wir unsere eigene dunkelste Seite zugeben müssen, zerstreuen wir lautstark auch die kleinsten Hinweise, die sich in unserer Umwelt manifestieren könnten. Wer hat in unserer Gesellschaft eine niedrigere Stellung als

der Kindesmißhandler? In den Gefängnissen sitzen diejenigen, die in der Gesellschaft ganz unten sind, doch sogar dort wird ein Kindesmißhandler verachtet.
Aus demographischen Angaben über Kindesmißhandler ergibt sich ein anderes Bild. Sie sind nicht sehr anders als wir. Oft sind sie beispielsweise enge Freunde der Familien ihrer Opfer. Dreizehn Jahre lang waren der Fleischhauer des Supermarkts und seine Familie eng mit den Bronikowskis befreundet. Die beiden Familien waren unzertrennlich, sie trafen sich zu Picknicks, sie renovierten gemeinsam ihre Wohnungen, sie waren die besten Freunde. Es gab Anzeichen dafür, daß etwas nicht stimmte, doch niemand kümmerte sich darum. Der Fleischhauer, ein Mann in den Dreißigern, sagte zu Herrn Bronikowski: „Ich liebe ihre Tochter mehr als Sie wissen.“ Es sah so aus, als wollte er „lieber mit den Kindern als mit den Erwachsenen zusammen sein.“ Die Persönlichkeit der zehnjährigen Tochter begann sich zu verändern. Ihre Schulnoten wurden schlechter und sie war mürrisch und verschlossen. Niemals wären die Bronikowskis auf die Idee gekommen, daß ihr bester Freund sich ihrer Tochter sexuell genähert haben könnte (Elliott, 1989).
Interessanterweise sind durchschnittlich 75–80 Prozent der Kindesmißhandler ihren Opfern gut bekannt. In Familien, in denen der Vater entweder völlig fehlt oder aber emotional fern ist, können sie zu Ersatzvätern werden. Mit der Zeit kommt es dann dazu, daß der Mißhandler das Kind entweder bewußt oder unbewußt „umwirbt“. Er gewinnt allmählich das Vertrauen des Kindes. Mit unanständigen Witzen, sexuellen Anspielungen und unangebrachten Berührungen und Umarmungen kann er das Kind an sexuelle Annäherungen gewöhnen. Der schmutzige alte Fremde, der sich in einer dunklen Gasse ein Kind greift, ist die stereotype – und unzutreffende – Beschreibung eines Menschen, der Kinder sexuell mißbraucht.
In der Tat sind uns die meisten Kindesmißhandler sogar sehr ähnlich. Gewöhnlich handelt es sich bei ihnen nicht um alte Männer. Aus dem Kinsey-Report ergibt sich für erstmals verurteilte Pädophile ein Durchschnittsalter von 34,5 Jahren bei Heterosexuellen und von 30,2 Jahren bei Homosexuellen

(Bancroft, 1989). Die meisten waren deutlich jünger, als sie damit begannen, Kinder zu mißbrauchen. Laut Lanyon (1989) „ist der Kindesmißhandler gewöhnlich eine respektable, ansonsten gesetzestreue Person, und ist genau deswegen schwer aufzuspüren." Abel und andere (1987) berichten, daß sexuelle Abweichungen einschließlich der Pädophilie „in allen Gesellschaftsschichten zu finden sind". Der durchschnittliche Kindesmißhandler ist ein junger, gebildeter, verheirateter Mann aus der Mittelschicht. Er ist weiß (61%), hat eine feste Stellung und ein gutes Einkommen. Eine Untersuchung, in der Dias von nackten Kindern verwendet wurden, ergab, daß „viele Männer" durch diese Bilder sexuell erregt wurden, ohne daß man ihnen nachweisen konnte, in der Vergangenheit Kinder mißbraucht zu haben (Freund, 1972).

Gewöhnlich verwenden wir das Pronomen „er", wenn wir über einen Kindesmißhandler sprechen. Sind es immer Männer? Gegenwärtig handelt es sich bei 90 Prozent aller bekannten Mißhandler in unserer Gesellschaft um Männer. Hierfür werden viele mögliche Gründe angeführt. Manchmal wird davon ausgegangen, daß Männer ihre psychischen Konflikte eher *externalisieren*, wogegen Frauen dazu tendieren, sie zu *internalisieren*. Daher besteht für Männer, die in ihrer Jugend sexuell mißbraucht wurden, eine höhere Wahrscheinlichkeit, selbst zu Kindesmißhandlern zu werden oder ihr seelisches Trauma in Gewalthandlungen oder auf andere Weise auszuagieren. Frauen wiederum verinnerlichen dieses Trauma eher. Sie entwickeln Depressionen, Eßstörungen und/oder Selbstmordneigungen.

Das öffentliche Bewußtsein für den sexuellen Mißbrauch von Kindern erwachte erst vor kurzer Zeit. So schwierig es für uns ist, uns einzugestehen, daß es Männer gibt, die kleine Mädchen und Jungen sexuell mißbrauchen, so schwer ist es auch, davon auszugehen, daß auch manche Mütter ihre eigenen Kinder mißbrauchen. Wir wollen es einfach nicht wahrhaben. In unserer Gesellschaft ist es für eine Mutter leicht, unangemessene Kontakte mit Kindern als mütterliche Handlungen darzustellen: als Säubern, Pflegen und Ankleiden.

Auch erschweren gesellschaftliche Vorurteile es uns, die Existenz des sexuellen Mißbrauchs männlicher Teenager durch ältere Frauen überhaupt wahrzunehmen. In einem Film, der den Ausdruck „Sommer der 42 Phänomene" („Summer of '42 Phenomenon") prägte, hatte ein Teenager ein sexuelles Erlebnis mit einer zehn Jahre älteren Frau. Dies wurde als „Erfolg" für den Jungen bezeichnet, als ein Zeichen seines „Erwachsenwerdens." Hätte es sich statt der Frau um einen Mann gehandelt und statt des Jungen um ein Mädchen, so hätten wir von Vergewaltigung und sexuellem Mißbrauch gesprochen. Derartige kognitive Störungen in unserer gesamten Gesellschaft hemmen unser Wissen um die Wahrheit.

Mythos Nr. 2: Alle Kindesmißhandler sind homosexuell

In einem jüngst abgehaltenen Kurs in einer religiösen Gemeinschaft erklärte deren Novizenmeister, daß der Orden keine homosexuellen Kandidaten mehr akzeptieren werde. Nach dem Grund gefragt, antwortete er: „Wegen dieser Pädophilie-Geschichten." In einem Artikel im *National Catholic Reporter* vom 10. November 1989 behauptete Rev. Andrew Greeley: „Die meisten Homosexuellen, muß man wissen, sind keine Pädophilen, und viele Pädophile sind nicht homosexuell. Dennoch überschneiden sich beide Phänomene." Beide Beispiele implizieren, daß eine homosexuelle Orientierung eine Prädisposition zum Kindesmißbrauch darstellt, und/oder daß solche Mißbrauchshandlungen von Homosexuellen begangen werden.

Die Liste der Untersuchungen, die solche Behauptungen widerlegen, ist lang. Groth und Birnbaum (1978) kamen beispielsweise zu dem Ergebnis, daß „Homosexualität und homosexuelle Pädophilie einander ausschließen und daß ein heterosexueller Mann für ein minderjähriges Kind ein größeres Risiko darstellt als ein Homosexueller." Freund und andere (1984) berichten, die Entwicklungen von Pädophilie und Heterosexualität oder Homosexualität fänden unabhängig voneinander statt. Abel und andere (1987) kamen ebenfalls zu dem Schluß, daß homosexuelle Männer für Kinder und Teenager weniger riskant seien als Heterosexuelle. In der

Tat sind die meisten bekannten Kindesmißhandler in den Vereinigten Staaten heterosexuelle Männer. Es sind die Väter, Stiefväter, Cousins, Onkel oder älteren Brüder, die die Mädchen ihrer eigenen Familien mißbrauchen.

In *Human Sexuality and Its Problems* stellt Bancroft fest, daß „die Mehrheit der Pädophilen irgendwann heiratet". Dies bedeutet zwar nicht, daß sie ausschließlich heterosexuell wären, doch scheint demzufolge auf viele, wenn nicht auf die meisten Pädophilen das andere Geschlecht anziehend zu wirken. Bancroft bezieht sich hier nicht so sehr auf die sexuelle Orientierung des Täters, sondern auf die Tatsache, daß es den Pädophilen schwerfällt, „befriedigende Erwachsenenbeziehungen einzugehen".

Eine mit einem Pädophilen verheiratete Mutter von vier Kindern klagte, sie müsse sich um *fünf* Kinder kümmern: um ihre vier Sprößlinge und ihren Mann. Der Pädophile verhielt sich zu seiner Frau wie ein Sohn zu seiner Mutter. Das Zerbrechen der Ehe ist bei Pädophilen nicht selten. Bancrofts Beobachtungen deuten darauf hin, daß die Unfähigkeit zum Eingehen befriedigender enger Beziehungen innerhalb der eigenen Altersgruppe ein wichtigerer Faktor für den sexuellen Mißbrauch von Kindern darstellen kann als die sexuelle Orientierung.

Aus seiner Arbeit am Institute for Living berichtet Dr. Lohstein, daß sich viele Kindesmißhandler als Heterosexuelle identifizieren und auch zu sein scheinen, selbst wenn sie sexuelle Kontakte mit Kindern des eigenen Geschlechts hatten. Für die meisten von uns klingt dies nach einem Widerspruch. Wird beispielsweise ein Mann wegen Mißbrauch an einem Jungen angeklagt, ist er dann nicht notwendigerweise homosexuell? Manchmal ist das so, doch nicht immer. Auch heterosexuelle Männer mißbrauchen Jungen. Dies scheint besonders bei Priestern und Ordensleuten der Fall zu sein.

Offenbar kann die gesunde Wahrnehmung ihrer heterosexuellen Interessen bei Priestern durch eine Vielzahl von Faktoren dahingehend umgelenkt werden, daß sie sie auf das männliche Kind ausrichten. Viele Priester, die Kinder mißbrauchten, berichteten, sie seien in einer unterdrückenden Umgebung aufgewachsen, in der man ihnen auf direkte oder

indirekte Weise vermittelt hatte, daß sie „von den Mädchen wegbleiben“ sollten und daß „das Böse sich in sexuellen Sehnsüchten verkörpere, die auf Frauen ausgerichtet sind“. Ein Priester mag zwar heterosexuell sein, doch er ist davon überzeugt, seine sexuellen Empfindungen für Frauen nicht spüren zu dürfen. Seine eigenen heterosexuellen Gefühle jagen ihm Angst ein.
Ironischerweise hat niemand ihm jemals gesagt, sexuelle Handlungen mit Jungen seien falsch. Viele Priester haben niemals eine negative Aussage über Sex mit Jungen gehört. Als sie in die Pubertät kamen und ihre sexuellen Gefühle erwachten, wußten sie, daß es nicht statthaft war, mit Mädchen zusammenzusein, doch sexuelle Erlebnisse mit ihren männlichen Freunden waren offenbar in Ordnung. Niemand hinderte sie daran. Sie wuchsen im Glauben auf, Geschlechtsverkehr mit Jungen sei erlaubt.
Priester und Ordensleute, die sexuelle Mißbrauchshandlungen begangen haben, sagen oft, die körperliche Begegnung mit Jungen sei kein wirklicher Sex und daher auch nicht wirklich schlimm. Diese Rationalisierung ist ein Beispiel für die Selbstverteidigung gegen eine schmerzhafte Wahrheit und weist gleichzeitig auf ein von Jugend an verzerrtes Bild hin: Geschlechtsverkehr mit Frauen ist die schrecklichste Sünde, Geschlechtsverkehr mit Jungen ist weniger sündhaft. Ein sexuelles Erlebnis mit einer Frau wird oft als grundlegende Bedrohung der zölibatären Berufung verstanden. Läßt ein Priester die Erfüllung dieser Sehnsucht zu, so sieht er dadurch seine gesamte Berufung und seine priesterliche Existenz in Frage gestellt. Einige Priester sagen tatsächlich: „Nur beim Sex mit Frauen breche ich mein Zölibatsgelübde.“ Für diejenigen, die sich allzusehr mit ihrer religiösen Berufung identifizieren und ein schwaches Gefühl für sich selbst haben, würde dies eine Bedrohung ihres Selbstbildes und ihrer persönlichen Identität bedeuten. Diese Bedrohung wäre derartig fundamental, daß sie um jeden Preis abgewehrt werden muß.
Einige geben vielleicht sogar zu, daß auch eine sexuelle Beziehung mit einem Jungen falsch und sündhaft ist, fügen jedoch hinzu: „Ich kann diese Sünde in der Beichte beken-

nen. Dann wird mir vergeben und ich fange ein neues Leben an.“ Eine sexuelle Erfahrung mit einer Frau wäre nicht so leicht zu bewältigen. Dadurch würde die grundlegende Identität der Priester in Frage gestellt. Ihre Ansichten über Sexualität und Zölibat sind so verzerrt, daß eine heterosexuelle Erfahrung ihre gesamte kognitive Welt zerstören würde. Es verwundert daher nicht, daß nach unseren bisherigen klinischen Erfahrungen kaum ein Priester oder Ordensmann Mädchen belästigt – unabhängig von der inneren sexuellen Orientierung des Täters.
D. Newton (1978) untersuchte das bisher vorhandene Forschungsmaterial und kam zu folgendem Schluß: „Die existierenden Studien ... geben keinen Grund zur Annahme, daß eine mehr als beliebige Verbindung zwischen homosexuellem Verhalten und dem Mißbrauch von Kindern existiere.“ Homosexualität und Kindesmißbrauch sind zwei verschiedene Realitäten. Sie entstammen unterschiedlichen psychodynamischen Faktorenverbindungen. Homosexualität und Pädophilie sind etwa so eng verbunden wie Heterosexualität und Vergewaltigung. Man sollte also die Frage stellen, ob es sich bei der gegenwärtigen Tendenz, die homosexuelle Bevölkerungsgruppe für den Mißbrauch von Kindern verantwortlich zu erklären, nicht eher um einen Fall gesellschaftlicher Homophobie handelt und um einen Versuch, die Aufmerksamkeit von ihrem angemessenen Ort abzulenken – nämlich von uns selbst.

Mythos Nr. 3: Alle Kindesmißhandler sind pädophil

In einer klinischen Befragung identifizierte sich ein wegen sexuellem Mißbrauch von Kindern verurteilter Priester selbst als pädophil. Die mißhandelten Personen waren zwischen 15 und 17 Jahren alt, hatten also alle die Pubertät bereits hinter sich. Der erste Therapeut des Priesters hatte ihn offenbar als pädophil bezeichnet, ebenso wie seine Diözese und seine Amtsbrüder. Dennoch war der Mann kein Pädophiler.
Pädophilie ist eine spezifische psychiatrische Diagnose. In

der „Bibel“ der Psychologen, dem diagnostischen und statistischen Handbuch – Diagnostic and Statistical Manual (DSM) –, jetzt in dritter bearbeiteter Auflage (DSM-III-R) erhältlich, wird sie als psychische Störung aufgelistet. Pädophilie wird definiert als „wiederkehrender intensiver Sexualtrieb und sexuell erregende Phantasien, vereint mit sexuellen Aktivitäten mit einem Kind im *vorpubertären* Alter“ (Kursivdruck von mir hinzugefügt).

Das sexuelle Verlangen des Pädophilen richtet sich auf ein Kind, das die Pubertät noch nicht erreicht hat. Er phantasiert möglicherweise über sexuelle Erlebnisse mit Kindern. Schon der Gedanke an ein Kind kann sexuell erregend wirken. Bei einer solchen Sexualität handelt es sich in der Tat um eine ernsthafte psychische Störung. Oft wird sie von anderen Störungen begleitet, etwa von Depressionen, einer unausgeprägten Persönlichkeit oder anderen sexuellen Abweichungen wie Exhibitionismus oder Voyeurismus. Die Zukunftsaussichten für einen echten Pädophilen sind nicht gut. Sein sexuelles Verhalten kann zwar kontrolliert werden, man geht jedoch davon aus, daß seine zugrundeliegende sexuelle Erregbarkeit durch Kinder nur schwer beherrschbar ist.

Der sexuelle Mißbrauch von Kindern in der Kirche wird oft der Pädophilie zugeschrieben. Jedoch geht es hier eher um ein Problem, das „Ephebophilie“ genannt wird. Die Nachrichten sind voll von Geschichten über Priester, Ordensleute und anderes Kirchenpersonal und deren sexuelle Beziehungen zu Kindern im Teenageralter, etwa zu Ministranten und Mitgliedern von Jugendgruppen. Diese Kindesmißhandler werden zwar Pädophile genannt, sind jedoch eher Ephebophile, denn sie haben sexuelle Beziehungen zu jungen Menschen, die die Pubertät bereits hinter sich haben. Diese Unterscheidung ist wesentlich.

Man findet die Ephebophilie nicht im DSM-III-R, denn die Tatsache, daß ein Erwachsener sich zu Teenagern hingezogen fühlt, wird nicht als psychische Störung gewertet. Körperlich gesehen sind Teenager erwachsen. In früheren Zeiten wurden sie kurz nach dem Erreichen ihrer sexuellen Reife verheiratet. Sie wirken körperlich anziehend und können einen anderen Erwachsenen sexuell erregen, unabhängig von dessen Alter. Vor einigen Jahren wurde ein Priester von einem Mann besucht, der deutlich verstört war. Auf die Frage nach seinen Problemen antwortete er, er sei völlig durcheinander, weil er die Freundinnen seiner im Teenageralter befindlichen Tochter sexuell attraktiv fände. Er war in jeder Hinsicht ein beherrschter Mann und es gab keinerlei Hinweise darauf, daß er sich verantwortunglos verhalten habe oder verhalten werde. Er war einfach verwirrt über seine sexuellen Gefühle. Als der Priester ihm sagte, daß es natürlich sei, daß er sich zu Frauen hingezogen fühle, selbst wenn sie gesellschaftlich unangemessene Partnerinnen wären, konnte sich der Mann wieder beruhigen.

Ebenso ist es auch für einen Homosexuellen nicht ungewöhnlich, wenn er sich zu heranwachsenden Jungen hingezogen fühlt, denn auch sie können körperlich anziehend wirken. Ein deutliches Zeichen für einen gesunden erwachsenen Mann ist jedoch seine Fähigkeit, sein sexuelles Begehren zu kontrollieren und ihm auf der Basis gesellschaftlicher und religiöser Werte auf angemessene Weise Ausdruck zu verleihen. Weder die Gesellschaft noch unser Intellekt können uns jedoch vorschreiben, zu wem wir uns sexuell hingezogen fühlen sollen und zu wem nicht. Allerdings sind wir in der Lage, diese Gefühle zu kontrollieren und auf moralisch verantwortliche Weise auszudrücken. Der Erwachsene, der eine Beziehung mit einem männlichen oder weiblichen Teenager aufnimmt, tut dies jedoch nicht und macht sich daher einem Vergehen an der Gesellschaft schuldig.

Normalerweise ist eine sexuelle Begegnung mit einem Heranwachsenden die Folge anderer psychischer Probleme, die es dem Betroffenen unmöglich machen, enge Beziehungen innerhalb der eigenen Altersgruppe einzugehen, und die die eigenen inneren gesellschaftlichen Schranken gegen ein sexuelles Verhältnis mit Jugendlichen zusammenbrechen lassen. Eine derartige Pathologie kann so stark werden, daß der Betroffene jede Kontrolle verloren zu haben glaubt. Sie kann wie eine Sucht wirken.

Den anfangs erwähnten Priester würde man einen Ephebophilen nennen, da die von ihm mißbrauchten Personen im

Teenageralter waren (zwischen 15 und 17 Jahren). Die Tatsache, daß er sich zu Heranwachsenen hingezogen fühlt, wäre nicht pathologisch zu nennen. Doch im Verlauf der Befragung bekannte der Priester, daß er selbst im Alter zwischen 15 und 17 Jahren von einem Erwachsenen mißbraucht worden war. Dieses frühe psychosexuelle Trauma und seine spätere mangelnde Reife führten dazu, daß ihm Teenager angemessene Partner zu sein schienen. In der Folge sorgten seine Einsamkeit, seine Anspannung, die sich aus seiner Tätigkeit ergab, sein Trinkverhalten und seine Depressionen dafür, daß er sich verletzlich fühlte und sich seinen sexuellen Impulsen „ausgeliefert" sah. Ursprünglich ging es hier gar nicht um abweichende sexuelle Wünsche, doch schließlich handelte er auf zerstörerische Weise.

Zwar stehen keine statistischen Angaben zur Verfügung, wir können aber davon ausgehen, daß über 90 Prozent der Priester und Ordensleute, die Kinder sexuell mißbrauchen, keine echten Pädophilen sind. Sie mißbrauchen Heranwachsende, die die Pubertät bereits hinter sich haben und sind daher Ephebophile.

Mythos Nr. 4: Kindesmißhandler können nie in ihr Priesteramt zurückkehren

In der Kirche wird darüber debattiert, ob Kindesmißhandlern eine Rückkehr ins Priesteramt erlaubt werden kann. Viele wären überrascht, zu erfahren, daß etliche Priester und Kirchenangestellte mit einer Vorgeschichte des Mißbrauchs von Kindern bereits erfolgreich in ihr Amt zurückgeführt wurden. Es geht nicht so sehr darum, „ob" sie zurückkehren sollten, sondern vielmehr darum, „wer" zurückkehren darf, und um die Richtlinien für die Durchführung der Reintegration.

In späteren Kapiteln dieses Buches werden spezifische klinische und rechtliche Prinzipien vorgeschlagen. Jede Debatte über die langfristigen Perspektiven eines Kindesmißhandlers sollte jedoch auch eine Diagnose der zugrundeliegenden Probleme einbeziehen. Ist der Betroffene ein Pädophiler oder ein

Ephebophiler? Zwar geht es um das gleiche Vergehen, doch für letztere sind die Prognosen günstiger.

Im Priesteramt oder im Ordensleben finden sich selten echte Pädophile. Die meisten Priester oder Ordensleute, die Kinder mißbrauchen, haben zwar große seelische Probleme, sind jedoch nicht pädophil und sprechen auf eine Therapie gut an. Erfahrungsgemäß können diese Menschen in stationären Therapieeinrichtungen erfolgreich behandelt werden. Nach seinem ausgedehnten Aufenthalt in einem qualifizierten Therapiezentrum und nach einer gleichermaßen rigorosen Langzeitmaßnahme in der Folgezeit hatte der anfangs zitierte Priester keinerlei sexuelle Kontakte mehr zu Kindern. Er ist wieder Teil der Gesellschaft und ein produktives Mitglied seiner Gemeinde. Dieser Fall ist nichts Ungewöhnliches.

Geht es jedoch um Menschen, die Kinder vor der Pubertät mißbrauchen, also um echte Pädophile, so handelt es sich bei deren intensiver sexueller Fixierung auf Kinder um eine ernstere psychische Störung. Ihr abweichendes Sexualverhalten ist nur schwer zu verändern, es besteht große Wahrscheinlichkeit, daß Kinder immer sexuell erregend auf sie wirken. Man kann hoffen, daß sie lernen, ihr Sexualverhalten zu kontrollieren. Natürlich verbieten sich extreme Maßnahmen wie etwa die Kastration. Die Möglichkeit eines Rückfalls ist jedoch so groß, daß man sich fragen muß, ob diese Personen in eine öffentliche Vertrauensstellung zurückkehren dürfen. Künftige Fortschritte in der klinischen Behandlung Pädophiler könnten dies jedoch ändern.

Der sexuelle Mißbrauch von Kindern ist ein komplexes Phänomen. Es geht dabei um weit mehr als nur um eine einzige klinische Diagnose. Innerhalb der verschiedenen Kategorien der Pädophilie und der Ephebophilie gibt es so viele Charaktere wie es Menschen gibt. Wir empfehlen, bei der Erwägung des erneuten Einsatzes eines Betroffenen im aktiven Priesteramt den jeweiligen Einzelfall genau zu untersuchen. Die Erlaubnis zur Rückkehr ins Amt ist niemals völlig risikolos. Doch kann sie auf der Grundlage qualifizierter klinischer Beurteilungen, rechtlicher Beratung und der bestmöglichen pastoralen Richtlinien getroffen werden.

Der Kontrakt zwischen Bischof/Ordensleitung und demjenigen, der in deren Zuständigkeitsbereich als Priester tätig ist, birgt stets gewisse Risiken. Der Priester hat die Pflicht, am Reich Gottes zu bauen, ohne Skandale hervorzurufen und den guten Namen und die Arbeit seiner Vorgesetzten und der anderen Priester zu schädigen. Die Vorgesetzten sind wiederum verpflichtet, dem Menschen und Amtsträger die nötigen pastoralen Hilfen zuteil werden zu lassen. Immer wieder kommt es dazu, daß beide Seiten diese unausgesprochenen Vereinbarungen nicht erfüllen.

Der Fall eines Priesters, der Kinder mißbraucht, ist der schlimmstmögliche. Er ruft einen enormen Skandal hervor und wirkt zerstörerisch auf alle Beteiligten, ja auf die gesamte Kirche. Das Thema ist schwer greifbar und gewann überhaupt erst in jüngster Zeit an Beachtung. Die Kirche sucht daher verzweifelt nach einer Perspektive für die Gesamtsituation und nach Richtlinien für angemessene Maßnahmen. Es gibt, wie gesagt, zahlreiche falsche Mythen darüber, was ein Kindesmißhandler ist und wie er zu behandeln sei. Diese beruhen gewöhnlich auf einer Mischung aus Fakten und Fiktion.

Als Mitglieder der Gesellschaft möchten wir gerne glauben, daß der Kindesmißhandler anders ist als wir, daß er böse ist und daß man ihn mit Mißtrauen behandeln und aus unserer Mitte entfernen sollte. Man kann die geschehenen Verbrechen ebensowenig kleinreden wie unser gebrochenes Menschsein, das wir alle teilen. Wir dürfen unsere eigene innere Dunkelheit nicht verdrängen. In ihr ähneln wir dem „schmutzigen alten Mann“, der nachts seinem Opfer nachschleicht. Die Existenz unserer eigenen Dunkelheit erschreckt uns mindestens ebensosehr wie der Anblick eines Kindesmißhandlers. Wenn wir uns vor dem „schmutzigen alten Mann“ fürchten, uns unwahre Mythen über ihn ausdenken und ihn aus unserer Gesellschaft verbannen wollen, so ist dies vielleicht deshalb so, weil wir uns vor dem fürchten, was er uns über uns selbst zeigt. Die Wahrheit ist jedoch, daß er mitten unter uns ist – und daß er aussieht wie wir.

Literatur:

Abel, G./Becker, J./Mittelman, M./Cunningham-Rathner, J./ Rouleau, J./Murphy, W.: Self-Reported Sex Crimes of Nonincarcerated Paraphiliacs. In: *Journal of Interpersonal Violence*, 1987, 2:3–25

American Paychiatric Association: *Diagnostic and Statistical Manual of Mental Disorders, Revised (DSM-III-R)*, Washington: D.C., APA Press, 1987

Bancroft, John: *Human Sexuality and Its Problems*, London: Churchill Livingstone, 1989

Elliott, Julia: *Mom of Abused Girl Becomes Crusader.* The Ottawa Citizen, Ottawa Ontario, 17. Oktober 1989

Freund, K./McKnight, C./Langevin, R./Cibiri, S.: The Female Child As a Surrogate Object. In: *Archives of Sexual Behavior*, 1972, 2:119–133

Freund, K./Heasma, G./Racansky, I./Glancy, G.: Pedophilia and Heterosexuality vs. Homosexuality. In: *Journal of Sex and Marital Therapy*, 1984, 10:193–200

Groth, N./Birnbaum, H.: Adult Sexual Orientation and Attraction to Underage Persons. In: *Archives of Sexual Behavior*, 1978, 7:175–181

Lanyon, R.: Theory and Treatment in Child Molestation. In: *Journal of Consulting and Clinical Psychology*, 1986, 54:-176–182

Newton, D.: Homosexual Behavior and Child Molestation. In: *Adolescence*, 1978, 13:29–43

L.M. Lothstein

Psychologische Theorien über Pädophilie und Ephebophilie

Prolog

Nachdem John (Pseudonym) 35 Jahre lang Buben im vorpubertären Alter sexuell mißbraucht hatte, wurde er schließlich festgenommen. John war ein exaltierter, doch freundlicher Mann. Er hatte diejenigen mißbraucht, die ihm am meisten vertraut hatten. Alle seine Opfer waren die Kinder von Freunden. Er bereute nichts. Kinder wirkten so stark auf ihn, daß es ihn bereits sexuell erregte, ihre Schritte oder Stimmen zu hören. Unmittelbar vor seiner Festnahme hatte John geplant, irgendeinen Jungen gewaltsam zu entführen und zu ermorden. Die Idee eines Lustmords erregte ihn. Vor seiner Verurteilung gab er mir das folgende von ihm verfaßte Gedicht. Darin drücken sich die für die Beweggründe des Kindesmißhandlers kennzeichnenden Motive der Aggression und der Wut aus.

Ich bin der Seelenmörder,
zerstöre deinen Traum,
ich bin das Nachtgespenst, das dich
mit deinen Schreien weckt.

Ich bin der Unschuld Ende,
die Wurzel jener Furcht,
die dich von innen her zerfrißt
und Jahr für Jahr zerstört.

Ich bin das Wort, das du nicht sprichst,
das Tun, das du bereust,
entsetzliche Erinnerung,
die du nie mehr vergißt.

Ich bin der Schrecken, wenn du flehst
und schmerzerfüllt bekämpfst

den starken Drang, der in dir wohnt:
genau wie ich zu sein.

John war 55 Jahre alt und berufstätig. Seine Kollegen respektierten ihn. Sie waren entsetzt, als sie erfuhren, was er getan hatte. Er wurde wegen über 200 Fällen des sexuellen Mißbrauchs von Kindern über einen Zeitraum von mehr als 35 Jahren angeklagt. Wie, so fragt man sich, kann so etwas geschehen?

Einführung

Bei einer klinischen Beurteilung pädophiler Menschen ergibt sich ein sehr differenziertes Bild. Sie unterscheiden sich hinsichtlich Bildung, Beruf, Religion, gesellschaftlicher und wirtschaftlicher Position. Das Gewalt- und Aggressionspotential in ihren pädophilen Handlungen ist unterschiedlich. Es gibt eine Vielzahl abweichender sexueller Verhaltensweisen, Paraphilien genannt, etwa Exhibitionismus, Voyeurismus, Frotteurismus (das sexuelle Berühren oder Streicheln einer Person, die derartige Annäherungen nicht wünscht), Masochismus oder Sadismus (Money, 1984). Ebenso unterschiedlich sind die Ursachen, die zur Entwicklung ihrer sexuellen Probleme geführt haben.
Das Vorhandensein einer Psychose oder eines organischen Hirnschadens erklärt die Taten einiger Kindesmißhandler. Personen mit geschlossenen oder offenen Kopfverletzungen oder solche, bei denen Schizophrenie diagnostiziert wurde, können aufgrund ihrer psychischen Störungen oder Hirnverletzungen sexuell aggressiv werden. So kann es beispielsweise geschehen, daß Menschen mit Hirnschäden, die eine Kopfverletzung erlitten haben oder in ihren intellektuellen Funktionen beeinträchtigt sind, aus diesem Grund Kinder sexuell belästigen. Ihr pädophiles Verhalten ist nicht die Folge einer primären sexuellen Störung, sondern einer organischen Erkrankung.
Demnach gibt es verschiedene Wege zur Pädophilie, jedoch keine einzelne Erklärung. Jede theoretische Begründung

muß vielschichtig sein und eine Vielzahl von Verhaltensweisen, Phantasien und organischen Faktoren in Betracht ziehen, die bei der Entwicklung dieser Störung möglicherweise eine Rolle spielen. Eine verständliche Theorie der Pädophilie muß psychologische, familiäre, umweltbedingte, gesellschaftliche, genetische, hormonelle, organische und biologische Faktoren miteinbeziehen.

Unterscheidungen

Diskutiert man die Ursachen des sexuellen Mißbrauchs von Kindern, so sollte man stets zwischen *Pädophilie* und *Ephebophilie* unterscheiden. Wie im vorigen Kapitel bereits erwähnt wurde, ist der *Pädophile* ein Erwachsener, dessen wiederkehrende, intensive sexuelle Triebe und sexuell erregende Phantasien sich um ein Kind im vorpubertären Alter drehen. Das Alter des Kindes wurde auf dreizehn Jahre oder jünger festgelegt, der Erwachsene ist mindestens fünf Jahre älter als das Kind. Der *Ephebophile* ist ein Erwachsener, dessen wiederkehrende, intensive sexuelle Triebe und sexuell erregende Phantasien sich auf ein pubertierendes Kind oder auf einen heranwachsenden Jugendlichen beziehen. Das Alter des Kindes wurde auf vierzehn bis siebzehn Jahre festgelegt. Auch hier ist der Erwachsene mindestens fünf Jahre älter als das Kind.

Wichtig ist die von Groth, Hobson und Gary (1982) getroffene Unterscheidung zwischen *regressiven* und *fixierten* Pädophilen. *Regressive* Pädophile werden als Personen beschrieben, deren primäre sexuelle Orientierung sich auf Erwachsene des anderen Geschlechts richtet. In extremen Streßsituationen erleben sie eine psychologische Regression in eine frühere psychosexuelle Altersstufe und begehen sexuelle Handlungen mit Kindern. Der typische Fall ist der Mann, dessen Frau für ihn emotional unerreichbar ist und der sich daher seiner Tochter sexuell zuwendet. *Fixierte* Pädophile/Ephebophile haben ein grundlegendes sexuelles Interesse an Kindern oder Jugendlichen und verkehren selten oder nie sexuell mit Gleichaltrigen. In den meisten Fällen werden sie so beschrieben, daß sie sich ausschließlich für Kinder oder Jugendliche interessieren.

Ein Ansatz mit vier Faktoren

In ihrer Rückschau auf bisherige Forschungsergebnisse stellen Araji und Finkelhor (1985) verschiedene Fragen, die beantwortet werden müssen:
1. Warum hat der Erwachsene ein emotionales Bedürfnis nach Beziehungen mit Kindern?
2. Warum wird der Erwachsene durch Kinder sexuell erregt?
3. Warum stehen ihm keine anderen Möglichkeiten zur sexuellen und emotionalen Befriedigung zur Verfügung?
4. Warum kann der Erwachsene seine Erregung durch Kinder oder Jugendliche nicht beherrschen, indem er sich an die Norm hält, die den Sexualverkehr mit Minderjährigen verbietet?

Araji und Finkelhor kamen zu folgenden Ergebnissen:
1) Kinder wirken aufgrund ihrer fehlenden Dominanz besonders stark auf Pädophile (emotionale Kongruenz); 2) Pädophile zeigen ein „ungewöhnliches Verhaltensmuster der sexuellen Erregung durch Kinder“ (abweichende sexuelle Erregung); 3) Pädophile sind offenbar „blockiert in ihren sozialen und heterosexuellen Beziehungen“ (Blockierung); 4) viele Pädophile wurden als Kinder selbst sexuell mißbraucht. Sie verwenden Alkohol oder andere Drogen, um ihre Hemmschwelle herabzusetzen, bevor sie ihre Tat begehen (Enthemmung). Nach Araji und Finkelhor sind also dic Theorien der Pädophilie in diesen vier Grundkategorien organisiert: emotionale Kongruenz, sexuelle Erregung, Blockierung und Enthemmung. Eine Untersuchung der Pädophilie/Ephebophilie muß diesen Ansatz ebenso berücksichtigen wie Groths, Hobsons und Garys Unterscheidung zwischen regressiven und fixierten Pädophilen (1982).
Die folgenden Fallbeispiele sollen die vier Fragestellungen von Araji und Finkelhor näher beleuchten, Unterschiede zwischen den verschiedenen Arten der Pädophilie und Ephebophilie aufzeigen sowie die Probleme bei der Diagnose illu-

strieren. Bei einigen Betroffenen resultiert ihr Sexualverhalten aus einer schweren psychischen Störung (z.B. Schizophrenie, Psychosen) oder einer organischen Erkrankung. Bei Menschen, die aufgrund eines schweren emotionalen oder organischen Leidens sexuelle Handlungen an Kindern oder Jugendlichen begehen, sollte keine *primäre* psychosexuelle Störung diagnostiziert werden. Um eine Theorie der Pädophilie zu entwickeln, muß man diese diagnostischen Probleme unbedingt in Erwägung ziehen.
Die Fallbeispiele beleuchten die Unterscheidung zwischen dem fixierten und dem regressiven Pädophilen oder Ephebophilen, um deutlich zu machen, was es bedeutet, jemanden einen Pädophilen oder einen Ephebophilen zu nennen, und welche Zusatzfragen zu jedem individuellen Fall gestellt werden müssen.

Klinische Fallbeispiele

Fall 1: Der sechsunddreißigjährige verheiratete Herr B. war sexuell abhängig von Erwachsenenpornographie, Prostituierten und dem damit verbundenen Milieu. Als er sich in seinem Auto exhibierte und dabei masturbierte, wurde er festgenommen. Später war er wie besessen von der Idee, alles ausprobieren zu müssen, um von seinen sexuell abweichend orientierten Freunden akzeptiert zu werden. Deswegen beging er inzestuöse Handlungen an seiner fünfjährigen Tochter und seinem vierzehn Monate alten Sohn. Seine Frau bemerkte davon nichts. Als Kind war sie von ihrem Vater und ihrem Onkel sexuell mißhandelt und von einem Fremden vergewaltigt worden. Es war Herrn B. nicht bewußt, welche Konsequenzen sein Verhalten für seine Kinder hatte. Seiner Meinung nach war sein Handeln zwar impulsiv und auf den eigenen Genuß bedacht, bewegte sich aber noch innerhalb normaler Grenzen.
Kommentar: Die Hypersexualität dieses Mannes konnte durch Medikamente (Lithium und Depo-Provera) und durch psychotherapeutische Intervention unter Kontrolle gebracht werden. Neben seinen sexuellen Zwangshandlungen wurde

bei ihm auch eine manisch-depressive Störung festgestellt. Seine Pädophilie war also „regressiv“, ausgelöst durch Streß und den Beginn seiner manisch-depressiven Psychose. Er war grundlegend heterosexuell und stritt eine homosexuelle Orientierung ab. Alkohol und Drogen verstärkten seine sexuelle Abhängigkeit und schwächten seine Hemmungen, die sexuellen Phantasien auszuleben. Seine inzestuösen Handlungen waren Teil eines Verhaltensmusters unkontrollierter Sexualität. Eine Primärdiagnose der Pädophilie ergab sich nicht.

Fall 2: Herr C., ein fünfunddreißigjähriger Computerprogrammierer, lebte und arbeitete auf dem Land. Die meiste Zeit phantasierte er über Sex mit Jungen oder Mädchen. Er lockte seine Opfer an, indem er ihnen Spielzeug, Geld und seine Aufmerksamkeit schenkte. Er näherte sich den Eltern und beschäftigte sich mit den Kindern, nahm so den Eltern einen Teil ihrer täglichen Pflichten ab und erleichterte ihnen den Umgang mit den negativen Emotionen der Kinder. Herr C. verkehrte oral, anal und vaginal mit seinen Opfern. Er begriff nicht, wie sehr sein Verhalten die Kinder in Schrecken versetzte. Seine Denkfähigkeit war deutlich beeinträchtigt, obwohl er keine formale Denkstörung hatte. Sein Sozialverhalten war schwach ausgeprägt. Er konnte keine angemessenen Beziehungen zu Gleichaltrigen aufbauen.
Kommentar: Herr C. war ein „fixierter“ Pädophiler, der sich ausschließlich für Kinder interessierte. Seine Persönlichkeitsentwicklung war zurückgeblieben, er war äußerst unreif, in seinen Verhaltensweisen gehemmt und psychosexuell naiv. Er war ein einsamer, zurückgezogener Mensch, der kein sexuelles Interesse an Teenagern oder Erwachsenen hatte.

Fall 3: Frau K., eine neunzehnjährige Studentin, streichelte und masturbierte beim Babysitten ein fünfjähriges Mädchen. Es war nicht das einzige Kind, das sie mißbrauchte. Als sie selbst fünf Jahre alt gewesen war, hatte ihre eigene Babysitterin sie sexuell mißhandelt. Sie hatte keine Ahnung, inwieweit dieses Erlebnis sie beeinflußt hatte. Ihre Arbeit als Babysitterin ermöglichte es ihr, Mädchen sexuell zu mißbrau-

chen. Frau K. war in ihrem Sozialverhalten unreif und hatte Übergewicht. Sie kam aus einer chaotischen Familie; ihr Vater hatte ein Verhältnis mit der Mutter ihres Freundes. Jungen ihres Alters erregten sie am meisten. Mit ihrem Freund hatte sie bereits sexuell verkehrt. Seit ihrem fünfzehnten Lebensjahr war sie chronisch drogen- und alkoholabhängig.
Kommentar: Die sexuellen Handlungen, die Frau K. mit Kindern beging, waren regressiver Art. Auslöser war der Mißbrauch, den sie selbst im Alter von 5 Jahren erlitten hatte. Sie war vorwiegend heterosexuell, wurde jedoch dadurch sexuell erregt, daß sie kleine Mädchen streichelte und sich dabei selbst befriedigte. Sie verwendete Drogen und Alkohol, um ihre Hemmschwelle abzubauen und „gut drauf zu sein".

Fall 4: Herr D. war ein achtunddreißigjähriger protestantischer Pfarrer. Er arrangierte es, daß männliche Jugendliche mit seiner Frau schliefen, wobei er zusah und sich selbst befriedigte. Auch nahm er selbst an diesem „sexuellem Arrangement" teil, indem er mit den Jungen oral und anal verkehrte. Seine Opfer verschaffte er sich über Agenturen, die vorbestrafte Jugendliche an Pflegeeltern vermittelten. Er setzte seinen guten Ruf als Pfarrer ein, um Pflegekinder zu bekommen, die er dann zu perversen Sexualpraktiken verführte. Er interessierte sich einzig für Jugendliche, die schwach waren und die nichts zu verlieren hatten. Drogen oder Alkohol waren nicht mit im Spiel. In einigen Fällen wurden Photos gemacht, die er später benutzte, um die Jungen zum Schweigen zu zwingen.
Kommentar: Herr D. war ein Sexualstraftäter, dessen bisexuelle Interessen sich auf erwachsene Frauen und männliche Jugendliche richteten. Er mißbrauchte seine Position als Pfarrer, überwältigte die Jungen und zwang sie zu abweichenden Sexualpraktiken. Zu seinen paraphilen Verhaltensweisen gehörten Voyeurismus, Ephebophilie, Troilismus (Verkehr dreier Personen) und zwanghafte Masturbation. Sexuelle Handlungen mit männlichen Teenagern erregten ihn besonders. Seine heterosexuellen Aktivitäten mit seiner Frau dienten einzig als Hintergrund für seine wahren Interessen.

Fall 5: Pfarrer W. war ein fünfunddreißigjähriger Diözesanpriester. Er wurde mehrfach des Mißbrauchs von männlichen Jugendlichen angeklagt und kam deshalb in Behandlung. In einem Zeitraum von acht Jahren hatte er mehr als zwei Dutzend Jungen im Alter zwischen 13 und 16 sexuell mißbraucht. Sie waren entweder seine Ministranten oder aber er traf sie bei kirchlichen Aktivitäten. Er war bekannt wegen seines Talents für die Jugendarbeit. Normalerweise suchte er sich einen Jungen, der ihn interessierte und lud ihn dann zu einer Pizza, ins Kino oder zu einem Ausflug ein. Mit der Zeit brachte er ihn zu gegenseitiger Masturbation oder zu oralem Verkehr.
Besonders wichtig war die Tatsache, daß Pfarrer W. sich immer mehr in seinen ephebophilen Interessen verlor. Er erging sich in Phantasien darüber, wie er Jungen verführte und masturbierte mehr als dreimal am Tag. In der Therapie sprach er darüber, wie sehr er es brauchte, daß die Jungen ihn bewunderten und auf ein Podest stellten. Ihm war nicht bewußt, was für einen starken Einfluß seine Rolle als Priester auf die Jungen ausübte und wie sehr er sie durch sein Verhalten schädigte.
Kommentar: Pfarrer W. war ein fixierter Ephebophiler. Er interessierte sich ausschließlich für heranwachsende Jungen. Die meisten Freundschaften unterhielt er mit Jugendlichen. Sein Verhaltensmuster setzte sich aus Enthemmung, emotionaler Kongruenz mit männlichen Jugendlichen, durch die er auch sexuell erregt wurde, sowie fehlendem Interesse für heterosexuelle und seinem Alter angemessene Beziehungen zusammen. Aufgrund seiner narzißtischen Bedürfnisse und soziopathischen Tendenzen war die Behandlung äußerst schwierig. Es bestand ein hohes Risiko, daß er weiterhin sexuelle Handlungen mit Jugendlichen beging.

Fragen

Nach den klinischen Fallbeispielen folgen einige Fragen, die sich bei einer genaueren Untersuchung der einzelnen Fälle ergeben könnten:

– Richtet sich das sexuelle Interesse der betroffenen Person auf ein Kind im vorpubertären oder nachpubertären Alter?
– Ist die Störung fixiert oder regressiv?
– Auf welchem Niveau funktioniert das Ego der Person?
– Wie geht die Person mit Streß, Frustration und Einsamkeit um?
– Wieviel Gewalt ist im Spiel?
– Ist er/sie fähig, mit erwachsenen Männern und Frauen eine Beziehung einzugehen?
– Kann eine andere primäre DSM-III-R-Diagnose festgestellt werden, die das Verhalten erklären könnte?
– Ist die Person in der Lage, Mitgefühl mit dem Schmerz des Kindes zu zeigen?
– Fand in der Kindheit ein sexueller Mißbrauch oder eine Überstimulierung durch sexuelle Erlebnisse statt?
– Haben andere Familienmitglieder ähnliche Probleme?
– Ist die Person psychosexuell und/oder psychosozial in ihrem Verhalten gehemmt?
– Ist Selbstwertgefühl vorhanden?
– Welche Rolle spielte die Pornographie in der psychosexuellen Entwicklung?
– Gibt es unaufgelöste ödipale Dynamiken?
– Wurde versucht, ein frühes Kindheitstrauma durch Wiederholung (z.B. zwanghafte Wiederholung) aufzulösen?
– Wird die sexuelle Abweichung durch kulturelle oder religiöse Normen gestützt?
– Welche Rolle spielen Drogen und Alkohol?

Diese Liste ist keineswegs vollständig, doch läßt sich erkennen, welcherlei Art die Fragen sind, die beantwortet werden müssen, um die Dynamik jedes einzelnen Falls verstehen zu können. Die zitierten Beispiele verdeutlichen die Heterogenität und Komplexität der Pädophilie/Ephebophilie. Im Wesentlichen haben wir es mit einer ganzen Reihe von Störungen zu tun. Eine von ihnen ist der sexuelle Mißbrauch von Kindern oder Jugendlichen. Einige Ärzte sind sogar der Meinung, das sexuelle Symptom sei das erste Anzeichen einer organischen Hirnschädigung.
Im folgenden bewegt sich unsere Untersuchung der Ursa-

chen für die Pädophilie/Ephebophilie auf zwei grundlegenden Gebieten. Es folgen: 1) psychologische Theorien einschließlich psychischer, sozialer und umfeldbedingter Faktoren; 2) hypothetische biologische Grundlagen der Störung.

Psychologische Theorien der Pädophilie/Ephebophilie

Psychologische Theorien beziehen sich einzig auf die Aspekte emotionaler Kongruenz, sexueller Erregung, Blockierung und Enthemmung, die unabhängig von organischen Ursachen sind. Zu diesen Theorien gehören so unterschiedliche Perspektiven wie die Psychoanalyse, die Theorie sozialen Lernens und die der Familiensysteme. Zwar wurde argumentiert, daß die komplexen Phänomene der Pädophilie und Ephebophilie nicht mittels einer einzelnen Perspektive erklärt werden können, doch bedeutet dies nicht, daß psychologische Theorien irrelevant wären. Hier wird ein integrierter Ansatz empfohlen, der verschiedene Perspektiven kombiniert.
Psychoanalytische Theorien sehen die Ursachen eines abweichenden Sexualverhaltens in einem frühen Kindheitstrauma im Alter zwischen zwei und fünf Jahren. Dieses Trauma kann ein sexueller oder physischer Mißbrauch gewesen sein und versetzt die Kinder in einen Zustand der Übererregung und der Verwirrung. Das Opfer hat Angst vor dem Verlassenwerden und ist wütend, es fühlt sich hilflos und außer Kontrolle. Im Versuch, das Ursprungstrauma zu wiederholen und so die damit verbundenen Ängste zu bewältigen, begeht es möglicherweise später dieselben sexuellen Mißbrauchshandlungen. Dieser psychische Mechanismus wird „zwanghafte Wiederholung" genannt.
Auch kann es geschehen, daß sich das Opfer mit dem Täter, also mit dem erwachsenen Kindesmißhandler, identifiziert und dann selbst ein jüngeres Kind sexuell mißbraucht. Diese Identifikation mit dem Täter hilft dem Opfer, seine Gefühle der Hilflosigkeit und Machtlosigkeit zu bewältigen. Bei seinen sexuellen Handlungen mit Kindern oder Jugendlichen fühlt es sich lebendig, und gewinnt ein Gefühl der Kontrolle, Dominanz und Macht. Seine mit dem Kindheitstrauma verbundenen Ängste verringern sich.

Der Glaube, auf diese Weise einen Konflikt aus der früheren Kindheit bewältigt zu haben, ist jedoch nur eine Illusion. Die Gefühle der Dominanz, Kontrolle, Macht und Lebendigkeit verschwinden bald wieder, folglich muß die Wiederholung (also der Mißbrauch) erneut stattfinden. Auf diese Weise kann das Problem weder bewältigt noch gelöst werden, daher ist der Mißhandler gezwungen, seine Tat immer wieder zu begehen. Nur durch psychologische Behandlung und Intervention kann das Sexualverhalten unter Kontrolle gebracht werden.
Der folgende Fall illustriert diesen Punkt:

Pfarrer J. wurde von seiner Mutter, einer Alkoholikerin, erzogen. Sie wurde vom Gemeindepfarrer verführt und verkehrte mit ihm – vor den Augen ihres kleinen (anscheinend schlafenden) Sohnes. Dieser wurde später in einem Internat von einer Gruppe von Priestern körperlich mißhandelt und sexuell gedemütigt. Als er Priester wurde, begann er, sich für heranwachsende Jungen zu interessieren. Er lebte sein Kindheitstrauma erneut aus, indem er sie sexuell mißbrauchte.

Zwanghafte Wiederholung und die Identifikation mit dem Täter waren zentrale Elemente des sexuellen Verhaltens von Pfarrer J.
Psychoanalytische Theorien sehen die Pädophilie als die Folge einer gehemmten emotionalen Entwicklung im Alter zwischen zwei und fünf Jahren. Aufgrund ihrer nicht verarbeiteten Gefühle im Zusammenhang mit dem Kindheitstrauma wird die betroffene Person allmählich selbst zum erwachsenen Täter und wiederholt die pädophilen Handlungen mit anderen – ein Versuch, die ursprünglichen Ängste zu bewältigen. Bei dieser zwanghaften Wiederholung handelt es sich um einen Abhängigkeitsprozeß.

Die Theorien der Systemischen Familientherapie betonen die Rolle ungeklärter Dynamiken zwischen den verschiedenen Generationen einer Familie und ihren Einfluß auf bestimmte Familienmitglieder. Litin und andere (1956) haben argumentiert, abweichendes Sexualverhalten werde innerhalb der Familie gelernt. Es entsteht zunächst in der Kernfamilie und

wird dann unbewußt weitergegeben. So können einzelne Familienmitglieder zu „Zielscheiben“ werden und müssen die Familienkonflikte ausleben (Lothstein 1983, 1989).
Beispielsweise kann ein verborgener Konflikt, der für die Eltern unakzeptabel ist, beim Kind unbewußt gefördert werden. Der Wunsch eines Elternteils, mit Kindern sexuell zu verkehren, wird vielleicht aufgrund der Angst vor Bestrafung unterdrückt und aus dem Bewußtsein verdrängt. Dieser unerfüllte Wunsch kann auf das verletzliche Kind projiziert werden. Im Zusammenhang mit der subtilen Kommunikation innerhalb der Familie kann es dann geschehen, daß das Kind passiv oder aktiv zum Ausleben dieser elterlichen Wünsche bewegt wird. Auf diese Weise können die Eltern einerseits den verbotenen sexuellen Impuls unterdrücken, ihn andererseits jedoch durch das Verhalten ihres Kindes ausleben.
Die Theorien über Familiensysteme konzentrieren sich auf Kommunikationsverhaltensweisen innerhalb einer Familie, die auch das sexuelle Symptom eines einzelnen Familienmitglieds beeinflussen. Diese Verhaltensmuster üben einen starken Einfluß auf das Kind aus.

Der Behaviorismus (Barlow und Wincze, 1980) und die Theorien des sozialen Lernens (Philips, 1978) betonen die Tatsache, daß wir unser Verhalten lernen. Ein Kind hat vielleicht über einen längeren Zeitraum sexuelle Erfahrungen mit anderen Kindern oder Erwachsenen gemacht. Sexuelle Erregung ist angenehm, selbst wenn sie aus einem Mißbrauch resultiert. Angenehme Erfahrungen wirken auf unser Verhalten deutlich positiv verstärkend. Daher besteht eine hohe Wahrscheinlichkeit, daß derartige sexuelle Erfahrungen zu einem erlernten Verhalten und/oder zu anderen sexuellen Verhaltensweisen generalisiert werden.
Gleichzeitig kann sich ein Kind, das von einem anderen Kind oder einem Erwachsenen sexuell mißbraucht wurde, aufgrund dieser Erfahrung ausgesprochen schuldig fühlen. Die Schuldgefühle werden häufig mit sexueller Neugier und sexueller Befriedigung assoziiert. Aufgrund des inneren Konflikts zwischen Schuld und Vergnügen, der mit der normalen Sexualität in Verbindung gebracht wird, fühlt sich das Kind

schlecht. Beim Erwachsenen kann dieser innere Konflikt und die daraus resultierende Ambivalenz sich darin äußern, daß er sexuelle Handlungen an Kindern begeht.
Dieser psychologische Ansatz betont die seelischen, sozialen und umgebungsbedingten Faktoren, die zum sexuellen Mißbrauch von Kindern führen können. Dabei darf man jedoch niemals die Bedeutung biologischer Faktoren aus den Augen verlieren. Diese zeigen, was für einen großen Einfluß organische Gegebenheiten nehmen können, besonders Hirnschäden.

Biologische Theorien der Pädophilie/Ephebophilie

Viele Forscher haben sich auf die Suche nach einer biologischen Erklärung der Pädophilie/Ephebophilie gemacht. Im Zentrum steht die Frage: Welchen Einfluß hat das Gehirn auf abnormales Sexualverhalten? Kann eine abweichende sexuelle Erregbarkeit auf Erkrankungen oder Schäden des Gehirns zurückzuführen sein? Die Forschungen auf diesem Gebiet bewegen sich in verschiedene Richtungen und stellen abweichendes Sexualverhalten in einen direkten Zusammenhang mit gewissen Hirnschädigungen und hormonellen Störungen.
Die Psychologie hat bewiesen, daß die sexuelle Erregbarkeit und das Aggressionsverhalten des Mannes vor allem durch das männliche Hormon Testosteron reguliert werden. Die Forscher fragten sich nun, ob ein Überschuß dieses Hormons zu Gewalt oder chaotischem und abweichendem Sexualverhalten führt. Viele haben sich für einen unmittelbaren Zusammenhang zwischen dem männlichen Hormonspiegel und der Aggressivität/Sexualität ausgesprochen, doch ist dieser nur schwer zu entschlüsseln.
Einige Studien belegen sogar, daß ein Fötus möglicherweise negativ beeinflußt wird, weil die Mutter während der Schwangerschaft in Streßsituationen gerät oder bestimmte Medikamente einnimmt. Dadurch kann sich der Testosteronspiegel des Fötus noch im Mutterleib verändern. Die Forscher vermuten, daß bestimmte Verknüpfungen im Gehirn in

utero durch hormonelle Veränderungen bei der Mutter geschaffen werden. Die Hormone der Mutter können den Fötus stark beeinflussen und so unterschiedliche Verhaltensmuster bestimmen wie die sexuelle Identität und die sexuelle Orientierung – Gegebenheiten, die sich erst Jahre nach der Geburt manifestieren.

Gibt es einen Zusammenhang zwischen den Hormonen und der Pädophilie? Berlin und Coyle (1981) fanden bei Pädophilen deutlich erhöhte Testosteronwerte. Eine andere Gruppe von Forschern (Gaffner und Berlin, 1984) entdeckten erhöhte Werte eines anderen Hormons, des „luteinisierenden Hormons", nachdem sie pädophilen Personen die Substanz LHRH (luteinising hormone-releasion hormone) injiziert hatten, die dieses Hormon freisetzt. Ebenso wie das Testosteron stehen auch das luteinisierende Hormon und LHRH im Zusammenhang mit dem menschlichen Sexualverhalten. Die Forscher folgerten daher, daß bei vielen Pädophilen eine bestimmte hormonelle Abweichung vorhanden sei.

Anti-androgene Medikamente wie Depo-Provera senken den Testosteronspiegel und werden bei Männern mit sexuellen Störungen mit einigem Erfolg eingesetzt. Die Medikamente können ihre Hemmschwelle erhöhen, ihre Fähigkeit zum Umgang mit Frustrationen verstärken und dafür sorgen, daß die Häufigkeit ihrer erotischen und sexuellen Phantasien abnimmt. Die Wirksamkeit anti-androgener Medikamente spricht gleichfalls für die Existenz hormoneller Abweichungen bei vielen Menschen, die Kinder sexuell mißbrauchen. Zwar kann das Sexualverhalten durch Veränderungen der männlichen Sexualhormone beeinflußt werden, doch bieten Abweichungen des Hormonspiegels keine genügende Erklärung dafür, warum bestimmte Menschen durch Kinder sexuell erregt werden.

Eine andere Forschungsrichtung konzentrierte sich auf natürlich auftretende „Experimente". Regenstein und Reich (1978) berichteten von vier Fällen, in denen die Pädophilie der betroffenen Männer nach einer Hirnverletzung begann. Gleichzeitig traten kognitive Störungen auf: desorganisierte Denkfähigkeit und Verwirrung. Miller und andere (1986) berichteten über acht Patienten, bei denen es nach Verletzun-

gen des Gehirns, etwa nach einem Schädeltrauma oder den Folgen eines Schlaganfalls zu Hypersexualität und veränderten sexuellen Präferenzen (Homosexualität und/oder Pädophilie) kam. Sie folgerten daraus, daß „bei einigen Patienten das veränderte Sexualverhalten das momentane oder hauptsächliche Kennzeichen einer Hirnverletzung sein kann".
Bei anderen Untersuchungen Pädophiler kam neueste medizinische Technologie zum Einsatz (PET-scans, MRI, brain imaging), mit deren Hilfe bestimmte Abweichungen erkannt werden können. Psychologen führten neuropsychologische Testreihen durch und entdeckten dabei einen Zusammenhang zwischen den Hirnschäden der Paraphilen und ihren Verhaltensproblemen. Mit Hilfe moderner Medizintechnik können wir heute nicht nur Abnormalien des Gehirns dokumentieren, sondern auch spezifische Verhaltensstörungen mit bestimmten Defiziten im Gehirn in Verbindung bringen. Fast alle derartigen Untersuchungen stellten Hirnschäden bei Pädophilen fest. Wie immer diese auch aussehen mögen, sie sind keinesfalls einzig auf die Folgen von Alkohol oder Drogen zurückzuführen.
Lothstein, Cassens und Ford (1990) fanden mit Hilfe der Messung und Dokumentation elektrischer Vorgänge (electrical activity mapping techniques) und neurophysiologischer Tests heraus, daß die Vorder- und Schläfenlappen des Gehirns bei Pädophilen und anderen Paraphilen Dysfunktionen aufweisen. Schäden am Vorderlappen führen zu Enthemmung, mangelnder Urteilsfähigkeit, Angstzuständen, geringer Frustrationstoleranz und Impulsivität. Schäden am Schläfenlappen können abweichende Phantasien, sexuelle Zwangsvorstellungen und Hypersexualität auslösen. Diese Entdeckungen deuten darauf hin, daß das abweichende Sexualverhalten Pädophiler möglicherweise auf Erkrankungen des Gehirns zurückzuführen ist. Doch auch diese Forschungsergebnisse erklären nicht, warum sich die sexuellen Störungen einer betroffenen Person auf jeweils einzigartige Weise ausprägen.
Auch der Zusammenhang von Alkohol, Drogenmißbrauch und Paraphilie muß genau erforscht werden. Die meisten Männer mit sexuellen Abweichungen trinken vor ihren sexu-

ellen Handlungen exzessiv. Alkohol und Drogen setzen offenbar die Hemmschwelle herab und machen impulsiv. Doch nicht alle Täter trinken oder nehmen Drogen. Auch gibt der Gebrauch von Alkohol keine Erklärung für Inhalt, Ziel und Richtung des Sexualverhaltens eines Kindesmißhandlers. Zwar stachelt er offenbar die sexuelle Erregung des Pädophilen an und erhöht die Gefahr, daß er diese auch auslebt, doch ist er nicht die Ursache der Pädophilie/Ephebophilie. Eine Person mit Hirnschäden, die exzessiv trinkt, erhöht damit jedoch möglicherweise die Wahrscheinlichkeit dafür, daß es tatsächlich zu abweichendem Sexualverhalten kommt.

Zusammenfassend läßt sich folgendes sagen: Offenbar besteht ein Zusammenhang zwischen 1) männlichen Hormonen und Hypersexualität/abweichender Sexualität, und 2) Schäden des Gehirns und Hypersexualität/abweichender Sexualität. Dies könnte sogar auf eine bestimmte Erkrankung des Gehirns hinweisen, die das Ausleben des abweichenden Sexualverhaltens auslöst. Die pädophile Triade, bestehend aus Impulsivität, mangelnder Fähigkeit zur Vorausschau und Enthemmung, ist nicht nur eine funktionale Beschreibung der vorhandenen Defizite, sondern benennt gleichzeitig die Folgen der Dysfunktion des Gehirns. Noch können wir nicht sagen, ob biologische Faktoren das Verhalten des Pädophilen bestimmen oder nicht, doch es steht fest, daß sie dazu beitragen, dieses Verhalten auszulösen.

Einige Erklärungen der Pädophilie und Ephebophilie

Fixiert oder regressiv. Beim Versuch, zu erklären, *warum* eine Person ihren Sexualtrieb auf Kinder oder Jugendliche ausrichtet, hilft uns die bereits erwähnte Unterscheidung zwischen fixiert und regressiv. Fixierte Sexualtäter begehren nur Kinder oder Heranwachsende sexuell. Erwachsene wirken niemals erregend auf sie. In vielen Fällen interessieren sie sich ausschließlich für das eine oder andere Geschlecht oder für bestimmte Typen von Kindern (beispielsweise mit blauen Augen und braunem Haar). Täter, die sich wahllos an Kindern beider Geschlechter und verschiedener Altersgruppen vergreifen, sprechen schlechter auf eine Behandlung an.

Typischerweise sind fixierte Pädophile

– gehemmt in ihrem Verhalten
– psychosexuell unreif
– unsicher
– heterosexuell gehemmt
– unterentwickelt in ihren sozialen Fähigkeiten
– ohne grundlegendes Wissen über die Sexualität.

Menschen, die auf den Mißbrauch von Kindern fixiert sind, berichten häufig über ihr Bedürfnis, andere zu kontrollieren und darüber, was für ein wunderbar gefügiges, kontrollier- und manipulierbares Objekt ein Kind sein kann. Solche Menschen sind gefährlich, weil sie zu chronischen Sexualtätern werden können. Unersättlich versuchen sie, Kinder in ihr Sexualleben zu integrieren. Regressive Personen können hingegen lernen, ihre sexuellen Impulse zu kontrollieren, wenn ihre Fähigkeit zur Problembewältigung neu entwickelt, die stimulierenden Auslöser für ihr Sexualverhalten erkannt, und Präventionsmaßnahmen initiiert werden. Bei fixierten Tätern ist dies nicht notwendigerweise der Fall. *Die Diagnose der Fixierung beziehungsweise der Regression ist daher für das zu erwartende Behandlungsergebnis bedeutsam.*

Fixierte Sexualtäter hatten möglicherweise in ihrer frühen Kindheit sexuelle Erlebnisse, durch die sie überstimuliert und ihre sexuellen Interessen auf Kinder ausgerichtet wurden. Eine Frau erinnerte sich, wie ihr inzwischen achtundzwanzigjähriger Sohn sich als Kind vor anderen Kindern auszog und mit ihnen Doktor spielte. Diese Spiele setzten sich bis in sein Erwachsenenalter fort. Die Mutter kooperierte, indem sie ihn niemals von diesem Verhalten abbrachte.

In einem anderen Fall berichtete ein Geistlicher über seine Fixierung auf den Penis. Er entkleidete alle männlichen Jugendlichen, denen er habhaft werden konnte und hatte das zwanghafte Verlangen, ihre Genitalien zu betrachten. Ein anderer Geistlicher sprach über seine Suche nach dem vollkommenen, weichen Penis, der in ihn eindringen sollte. Diese Bilder und die Regression zu Kinderspielen belegen, wie Themen der frühen Kindheit in die Erwachsenenerfahrung hineinwirken können.

Andere psychische, soziale, umfeldbedingte und biologische

Faktoren tragen ebenfalls zum Auftreten eines Kindesmißbrauchs bei. Folgende Betrachtungen können helfen, die Motivationen für sexuelle Handlungen mit Kindern oder Jugendlichen besser zu differenzieren.

Der Pädophile

Beim Pädophilen ist der Faktor der emotionalen Kongruenz wesentlich. Der Täter ist verhaltensgehemmt und möglicherweise im selben psychosexuellen Alter wie seine Opfer. *Folglich identifiziert sich der oder die Pädophile emotional und sexuell mit dem Kind.* Eventuell entsprechen die sexuellen Handlungen Pädophiler auch dem psychosexuellen Alter, in dem sie „hängengeblieben" sind. So könnte der Pädophile zu dem Kind sagen: „Zeig mir, was du da unten hast, dann zeige ich dir, was ich da habe."
Macht und Kontrolle sind wichtige Faktoren. Das Kind ist formbar und gefügig, im Gegensatz zum Erwachsenen, der hart und unbeugsam sein kann. Mit einfachen Forderungen kann man ein Kind zwingen und kontrollieren. Es wird sich der Macht und Kontrolle des Erwachsenen unterwerfen, weil es noch keine Autonomie und Eigeninitiative zeigen kann. Hat der Erwachsene einen hohen Status/eine machtbesetzte Rolle (z.B. Priester, Lehrer, Trainer), so ist das Kind besonders verletzlich.
Der Pädophile sehnt sich nach einem Sexualobjekt, das ihm Sicherheit gibt, das nicht bedrohlich ist, demnach also kein Erwachsener sein kann. Kinder nimmt er weder als bedrohlich noch als aggressiv wahr. Sie sind klein und machtlos, können daher keine Vergeltung üben. In diesem Sinn betrachtet der Pädophile das Kind nicht als wirkliche Person mit wirklichen Wünschen und Kräften.
Ein Kind unterwirft sich leicht und ist daran gewöhnt, sich der elterlichen Autorität zu beugen. Der Pädophile besticht es mit Geschenken, bemüht sich, ihm zu gefallen und übt so Kontrolle über die inneren Bedürfnisse des Kindes aus. Er behandelt es in etwa so, wie ein Erwachsener eine Prostituierte behandelt, das heißt, er umgeht die persönliche Autono-

mie und geht mittels primitiver ökonomischer Systeme eine Handelsbeziehung ein. Es ist vielleicht kein Zufall, daß viele Prostituierte als Kinder sexuell mißbraucht wurden.
Im pädophilen Akt findet zwischen Täter und Opfer ein sexuelles „Spiel“ statt. Dieses kann viele Formen annehmen und folgt dem Vorbild der „Doktorspiele“, der sexuellen Entdeckungen in der Kindheit. Ein Täter baute den Kontakt durch das „Ringen“ mit seinen Opfern auf, ein anderer spielte das „Kitzelspiel“. Eine verfeinerte Spielversion brachte männliche Teenager zum Ausfüllen einer „Sexualumfrage“, die dann benutzt wurde, um die Jungen vor der Verführung zu erregen und zu stimulieren.
Pfarrer Burton war Trainer für Ringen an einer katholischen Schule. Wenn er einen Jungen verführen wollte, forderte er ihn zu einem Kampf heraus und masturbierte ihn, nachdem er ihn besiegt hatte. John, ein fünfundzwanzigjähriger Student, brachte Stunden damit zu, die Interessen eines Jungen zu erforschen und begann plötzlich damit, ein gemeinsames Interesse mit ihm zu „teilen“ – was zu einer Freundschaft und dann zu sexuellen Handlungen führen sollte.
Die sexuelle Erregung durch ein Kind ist unter Umständen ein Schutz vor der psychotischen Dekompensation (vor dem „Verrücktwerden“). John, der fünfundfünfzigjährige Verfasser des Gedichts „Seelenmörder“, war ein innerlich leerer, isolierter und einsamer Mensch, der keinen wirklichen Bezug zu seiner Umgebung hatte. Er lebte in einer erregenden Phantasiewelt, in der er sich lebendig fühlte und die ihm Befriedigungen verschaffte, die er in seinem beruflichen Umfeld nicht bekommen konnte. Je mehr er sich ausschließlich in seinen sexuellen Phantasien verlor, desto stärker fürchtete er, verrückt zu werden und den Verstand zu verlieren. Das Ausleben seines Sexualtriebs mit Kindern führte zu intensiver sexueller Erregung, zu Gefühlen der Freude und zu euphorischen Zuständen, in denen er sich mit der Welt verbunden fühlte und die verhinderten, daß er zum Psychotiker wurde. In diesem Zusammenhang waren seine sexuellen Handlungen an realen Kindern Versuche, sich vor einer drohenden Psychose zu schützen.
Auch Chris wurde immer impulsiver und verhielt sich mehr

und mehr chaotisch. Lange Zeit hatte er Angst, den Verstand zu verlieren. Er konnte sich nur schwer konzentrieren und war nicht in der Lage, beim Sprechen einem logischen Gedankengang zu folgen. Oft war er verwirrt. Manchmal sah er Dinge, die andere nicht sehen konnten, oder er hörte Stimmen. Chris entdeckte, daß sexuelle Erregung ihm ein Gefühl der Lebendigkeit und Intaktheit verlieh. Wenn er sich vor kleinen Mädchen auf dem Spielplatz entblößte, verschwand seine Angst, verrückt zu werden. Er fühlte sich heil.

Kann der Täter sich nicht an einem vorhandenen Kind ausleben, so geschieht dies oft in seiner Phantasie. Der Kindesmißhandler erfindet Tagträume, in denen nackte Kinder oder Teenager vorkommen, und masturbiert dann. In einigen Fällen kann er nicht zwischen Realität und Phantasie unterscheiden und verhält sich, als sei das Kind/der Teenager real. So kann die Flucht in die Phantasie psychotische Formen annehmen.

Jerry, ein vierunddreißigjähriger Computerprogrammierer, lebte isoliert und allein. Er war scheu und zurückgezogen, sein Sozialverhalten war schwach entwickelt und er hatte keine Freunde. Daheim verbrachte er Stunden mit seinen Träumereien. Er stellte sich einen nackten Jungen vor und masturbierte dann. Diese Halluzinationen nahmen allmählich seine gesamte Persönlichkeit in Anspruch. Er verbrachte neunzig Prozent seiner Zeit damit. Schließlich wurde er mit einer akuten Psychose ins Krankenhaus eingeliefert.

Das Sexualverhalten von Menschen, die psychisch nicht so stark geschädigt sind, kann die Form symbolischer Abbilder ihrer eigenen Kindheitstraumata annehmen. Aus zweierlei Gründen werden diese in verkleideter Form im Erwachsenenleben erneut ausgelebt: 1) um sich mit dem Täter identifizieren zu können, und 2) um das Kindheitstrauma zu bewältigen. Die zwanghafte Wiederholung, ein Konzept aus der psychoanalytischen Theorie, kommt bei Sexualtätern häufig vor.

Pädophile berichten oft, daß ihre Opfer keine Schamhaare haben dürfen und einen weichen Körper haben müssen. Einige werden durch den kleinsten Hinweis auf die Gegenwart eines Kindes erregt. Hier wirkt nicht ein bestimmtes Kind erregend, sondern einzig der Anblick, der Geruch, die Laute eines Kindes. Manche Pädophile interessieren sich einzig für blonde, blauäugige Mädchen.

Mit Ausnahme der seltenen Sadisten wollen die meisten Pädophilen ihren Opfern nicht schaden (vgl. Stoller, 1975). Sie halten sich selbst nicht für aggressiv und wollen das Kind nicht verletzen. Viele sagen, daß sie sich vor dem Kind fürchten. Sie verfremden dessen Größe und betrachten es als möglicherweise gefährlich. Einige Täter sind äußerst gekränkt, wenn man sie mit ihrer eigenen Aggressivität konfrontiert. Sie glauben, daß sie unfair behandelt und zu Unrecht angeklagt werden.

Verklagen ihre Opfer sie, so fühlen sie sich verletzt. Dies sind typische Kommentare: „Wie kann Bobbie mich so verraten? Ich habe ihn geliebt. Ich habe ihn niemals so angefaßt. Nie würde ich ihm wehtun.“ Bei vielen Pädophilen sind solche kognitiven Schwächen (ein Begriff der kognitiven Verhaltenstheorie) oder Leugnungen wesentliche Elemente ihres dysfunktionalen Sexualverhaltens.

Eine bekannte Rationalisierung des pädophilen Verhaltens lautet: „Ich habe ihn nur sexuell aufgeklärt.“ Auch kann der Pädophile behaupten, das Kind habe es gewollt und darum gebeten. Ein siebenundfünfzigjähriger Mann sagte: „Aus der Art, wie sie auf mich zukam, konnte ich erkennen, daß sie Sex wollte. Jungen und Mädchen im Alter von sieben Jahren genießen Sex und wollen ihn.“ Oft sehen Pädophile nicht das Kind, sondern sich selbst als das Opfer. Diese Projektionen und kognitiven Schwächen sind typisch für den bei Pädophilen auftretenden Mangel an Verständnis und Mitgefühl für Kinder. Behandlungen müssen sich auf diese kognitiven Störungen konzentrieren.

Der Ephebophile

Anders als der Pädophile fühlt sich der Ephebophile zu älteren Kindern hingezogen. Dies deutet auf einen höheren Grad seiner sozialen und psychosexuellen Entwicklung hin. Sind seine Opfer weiblich, so zieht ihn möglicherweise deren

Jungfräulichkeit und fehlende sexuelle Erfahrung an. Beim Sex mit einer Jungfrau muß man sich keine Sorgen darüber machen, ob man mit anderen Männern verglichen wird. Mit Jungen kommt es meist zu genitalem Verkehr.

Aufgrund gesellschaftlicher und kultureller Gegebenheiten geht man davon aus, daß der sexuelle Mißbrauch männlicher Jugendlicher durch Frauen meist nicht zur Anzeige kommt. Wenn eine ältere Frau einen heranwachsenden Jungen zu sexuellen Handlungen zwingt, wird sie meist nicht verklagt, obwohl ein sexueller Mißbrauch stattgefunden hat. Die Gesellschaft betrachtet es häufig als akzeptabel, als sexuelle Initiation des Jungen. Wenn er Anzeige erstattet und dies öffentlich bekannt wird, wird er eventuell zur Zielscheibe des allgemeinen Spotts und erfährt mehr soziale Entfremdung als durch den ursprünglichen Mißbrauch.

Oft ist es den Ephebophilen nicht bewußt, daß sie sexuellen Zwang ausüben. Sie behaupten, der oder die Jugendliche sei kein hilfloses Opfer gewesen und habe sowohl den sexuellen Akt als auch die gewährte Aufmerksamkeit genossen. Ein beliebtes Argument der Täter ist die Aussage, ein Teenager könne sich selbst für seine sexuellen Beziehungen entscheiden. Hier werden nicht nur gesellschaftliche und rechtliche Maßstäbe mißachtet, sondern auch die Macht der Erwachsenenposition unterschätzt.

In der Adoleszenz stehen Idealismus und intime Themen im Vordergrund. Leicht wird der Teenager das Opfer subtiler Zwänge Erwachsener, die Machtpositionen einnehmen, als Rollenvorbilder angesehen werden und oft idealisiert werden – etwa Ärzte, Pfadfinderführer und Geistliche. Besonders trifft dies für die Geistlichen zu. Sie mißbrauchen das grundlegende Vertrauen und die Spiritualität des Jugendlichen, um ihn dahingehend zu manipulieren, daß er sich auf eine sexuelle Beziehung einläßt.

Ein katholischer Priester mißhandelte ein Kind und adoptierte es dann. So verwandelte sich die Beziehung in eine pseudo-inzestuöse Verbindung. Alle Beteiligten waren in diesem zerstörerischen Netz gefangen. Der Gemeinde wurde die Illusion einer „liebenden Familie“ vorgespielt.

Berlin berichtet: „Kommt es in der Kindheit zu sexuellen

Handlungen mit einem Erwachsenen, so erhöht sich besonders für einen Jungen das Risiko, abweichende sexuelle Verhaltensweisen zu entwickeln, etwa die Pädophilie" (Berlin und Coyle, 1981). Leugnet der Ephebophile, daß er dem Kind Schaden zugefügt hat oder besteht er darauf, daß es ja die freie Wahl gehabt habe, eine sexuelle Beziehung einzugehen oder nicht, handelt es sich um eine kognitive Störung, die eine eingeschränkte Urteilsfähigkeit beweist und sowohl für die Pädophilie als auch für die Ephebophilie kennzeichnend ist.

Gemeinsame Kennzeichen

Pädophile und Ephebophile unterscheiden sich deutlich, haben jedoch bestimmte Kennzeichen gemeinsam. Pither und andere (1988) fassen einige dieser gemeinsamen Elemente zusammen:
- kognitive Störungen
- abweichende sexuelle Phantasien
- abweichendes sexuelles Erregungsmuster
- interpersonale Abhängigkeit
- geringes Selbstwertgefühl
- geringes Mitgefühl mit den Opfern
- Planung des Sexualvergehens
- mangelndes Wissen über die Sexualität
- mangelnde soziale Fähigkeiten

Oft geht dem Sexualvergehen die Unfähigkeit zum Umgang mit der Gegenwart voraus, vereint mit erhöhtem Streß, Arbeitssucht, Alkoholmißbrauch, tiefen Gefühlen der Einsamkeit und Leere, sowie der Verzweiflung über den Mangel an Beziehungen zu anderen Menschen. Der sexuelle Akt führt zu einem angenehmeren emotionalen Zustand (z.B. sexuelle Erregung statt Depression), zu einer innerseelischen Erfahrung von Integration statt Desintegration.

Stets ein aggressiver Akt

Pädophilie oder Ephebophilie ist stets ein aggressiver Akt. Das mangelnde Bewußtsein des Täters für diese aggressive

Komponente der Beziehung führt zum Abstreiten oder Leugnen. Hier handelt es sich um eine irreführende Verdrängung der Realität. Beispielsweise rationalisieren die Täter ihre Mißhandlung und stellen sie dar als etwas, das ein Pfleger oder Elternteil tut (das Kind/den Teenager in die Ferien mitnehmen), als erziehendes Handeln (sexuelle Aufklärung) oder als Freundschaft („Das Kind ist mein bester Freund" – obwohl ein Altersunterschied von 30 Jahren bestehen kann).
Wie bereits erwähnt verleiht eine aggressive Beziehung dem Täter Macht, Kontrolle und Dominanz über das Kind. Es entsteht eine Verbindung zu einem wirklichen, lebendigen Wesen, mit deren Hilfe Gefühle der Isolation und Einsamkeit bewältigt werden können. In der Phase des „Werbens" verbirgt der Täter seine Aggressivität, um das Kind zu manipulieren und zur Mitwirkung beim „Spiel" zu zwingen.
Die bewundernde oder anbetende Haltung des Kindes oder der Idealismus des Teenagers gehören wesentlich dazu. Beides nährt die narzißtische Grandiosität des Täters, fördert sein Selbstwertgefühl und bestätigt sein Selbstbild, indem er sich selbst als liebend und sorgend wahrnimmt. Unwillentlich schafft das Opfer dem Pädophilen/Ephebophilen einen wichtigen narzißtischen Ausgleich für seine anderenfalls verarmte und depressiv veranlagte Persönlichkeit. Durch die sexuelle Erfahrung fühlt sich seine Seele zusammengehalten, die anderenfalls in Gefahr ist, zu zerfallen.
Angesichts des mangelnden Selbstbewußtseins des Täters, seiner psychosozialen Unreife und seiner Unfähigkeit, befriedigende Beziehungen innerhalb seiner eigenen Altersgruppe einzugehen (vor allem heterosexuelle), ist das Kind/der Teenager das ideale Objekt für die sexuelle Ausbeutung. Der Täter ist unfähig zu wirklichem Mitgefühl und zur Verbundenheit mit anderen Menschen. Daher wird das Kind als gefügiges Objekt betrachtet, das leicht dazu bewegt werden kann, sich auf sexuelle Handlungen mit einem Erwachsenen einzulassen.

Gestörtes Denken

Während des sexuellen Mißbrauchs ist die Denkfähigkeit des

Täters gestört. Viele sprechen von einer hypnoseartigen Trance, aus der sie erst nach dem Orgasmus erwachen. Auf diese Weise trennt der Verstand den Erregungszustand vom Bewußtsein. Nach Meinung einiger Forscher ist dies eine Folge von Schädigungen der Vorder- und Schläfenlappen des Gehirns, die zu verminderter Urteilsfähigkeit, zu Angstzuständen und Impulsivität führen. Mehr noch: das Verschwinden sexuell motivierender Phantasien in der Phase nach der Ejakulation deutet auf eine biologische Verbindung zwischen dem Hormonsystem des Körpers und der menschlichen Wahrnehmung hin.
Durch gezielte Interventionen kann das Stadium der Leugnung überwunden werden:

Herr J., ein einunddreißigjähriger Exhibitionist, folgte einem achtjährigen Mädchen, das auf dem Nachhauseweg von der Schule eine Abkürzung durch den Wald nahm. Der Gedanke, sich vor dem Kind zu entblößen und zu masturbieren, überwältigte ihn und versetzte ihn in einen gespannten Erregungszustand. Doch als er sich dem Mädchen näherte, tauchte ein anderer Exhibitionist auf und entblößte sich. Herr J. erwachte aus seinem „hypnoseartigen Zustand“ und entrüstete sich über den anderen Mann. „Wie kann er diesem unschuldigen Mädchen so etwas antun?“, dachte er. Herr J. war außer sich. Er verfolgte den Mann und wollte ihn festnehmen lassen.

Erst, als ein anderer Mann seinen Traumzustand störte, begann Herr J., sich moralisch zu entrüsten. Dieser Fall illustriert den gespaltenen Bewußtseinszustand vieler Sexualtäter, die die Realität ihrer Aggression verleugnen.

Spiel der Intimität

Immer versucht der Täter, das Kind/den Teenager zum Eingehen einer Beziehung zu bewegen. Khan (1979) nannte diese Strategie eine „Technik der Intimität“, bei der sexuelle Erregung und veränderte Seinszustände in Spielen und Szenarien ausgelebt werden, die intensive sexuelle Gefühle

an die Stelle echter Intimität plazieren. Das echte Wesen der Beziehung wird geheim gehalten, um die Fiktion aufrechtzuerhalten und eine Konfrontation zu vermeiden. Das „Spiel der Täuschung“ erlaubt beiden Teilnehmern, so zu tun, als ob das, was passiert, gar nicht wirklich geschähe.
Auch das Kind kann sich in einem durch den Täter herbeigeführten „traumartigen Zustand“ befinden. Wenn es aus dieser „Trance“ erwacht und sich des Vertrauensmißbrauchs bewußt wird, entsteht das Bedürfnis, sich zu reinigen, das „Spiel“ zu bekennen und das Schweigegelübde zu brechen. Erfolgt eine Anklage, so fühlt sich der Erwachsene möglicherweise in die Opferrolle gedrängt und versteht nicht, warum das Kind/der Teenager ihn verraten hat. Die Zerstörung der Illusion, daß eine echte Freundschaft bestanden hat, kann den Täter sogar in eine suizidale Krise stürzen.
Mit der Zeit werden manche Pädophile immer aggressiver und sadistischer. Das Gedicht „Seelenmörder“ zeigt, wie ungeklärte Kindheitstraumata im Erwachsenenalter wieder zum Vorschein kommen können und wieder durchlebt werden, damit die Seele mit der Angst umgehen kann. An dem Gedicht erkennen wir, wie John versucht, mittels projizierender Identifikation (einer psychologischen Verteidigungshaltung) seinen eigenen desintegrierten emotionalen Zustand auf das Kind zu übertragen. Sobald die sexuellen Phantasien beim Täter ausgelöst werden, beginnt der Kreislauf der sexuellen Sucht. Bis er durchbrochen ist, ist immer irgendwo jemand in Gefahr.

Eine Vielzahl von Perspektiven ist nötig

Pädophilie und Ephebophilie sind heterogene Störungen, die nicht von einer einzigen Perspektive her erklärt werden können. Wir haben erkannt, daß die betroffenen Personen bestimmte Charakteristika gemeinsam haben. Eine Theorie hätte jetzt die Erklärung dafür zu liefern, warum ein bestimmter Aspekt des Selbst erotisiert wird, und wie Aggressivität und Sexualität verschmolzen und verwechselt werden. Psychoanalyse, Lerntheorien sowie soziale und behavioristische Ansätze helfen uns, zu verstehen, wie und warum sich bestimmte Erregungsmuster entwickeln und wie der Sexualtrieb eines Erwachsenen sich auf ein Kind oder einen Teenager richten kann. In den meisten Fällen resultiert dies aus einer frühen Kindheitserfahrung, durch die bestimmte Verhaltensmuster festgelegt wurden. Familienuntersuchungen (Lothstein, 1986) belegen, daß sich ungeklärte Konflikte zwischen den Generationen bis in die sexuelle Psychopathologie des Einzelnen fortsetzen und dort radikal ausgelebt werden. Schließlich erlaubt uns die biologische Perspektive zu erkennen, wie unsere Sexualität und unsere Aggression mit organischen Faktoren in Verbindung stehen, die unsere Sexualität aktivieren, ja sogar organisieren. Die Tatsache, daß abweichendes Sexualverhalten durch Streß und Einsamkeit ausgelöst und durch Alkohol, vielleicht auch durch Hirnstörungen verstärkt wird, deutet darauf hin, daß paraphiles Verhalten ein Versuch sein könnte, die psychische Integrität einer Person zu retten, die ins „Schwimmen" kommt und sich auf einen Zerfall ihrer Persönlichkeit zubewegt. In diesem Zusammenhang ist die innere Erfahrung sexueller Abhängigkeit unter Umständen ein Beweis dafür, daß der Zusammenhalt des Selbst verlorengegangen ist und daß die Seele verzweifelt versucht, sich als intaktes, selbstregulierendes System zu bewahren.

Literatur:

American Psychiatric Association, *Diagnostic and Statistical Manual of Mental Disorders, Revised (DSM III-R)*, Washington, D.C.: APA Press, 1987

Araji, S./Finkelhor, D.: Explanations of pedophilia: Review of empirical research. In: *Bulletin of the American Academy of Psychiatry and Law*, 13: 17–37, 1985

Barlow, D./Wincze, J.: Treatment of sexual deviations. In: Leiblum, S.R. und Peron, L. (Hg.): *Principles and Practice of Sex Therapy*, New York: Guilford Press, 1980

Barnard, G./Fuller, A./Robbins, L./Shaw, T.: *The Child Mo-*

lester: An Integrated Approach to Evaluation and Treatment, New York: Brunner/ Mazel, 1989

Berlin, F.: Issues on the exploration of biological factors contribution to the etiology of the „sex offender“ plus some ethical considerations. In: Prentky, R./Quinsey, V.: *Human Sexual Aggression: Current Perspectives*. Annals of the New York Academy of Science, 528: 183–192, 1988

Berlin, F./Coyle, G.: Sexual deviation syndromes. In: *John Hopkins Medical Journal*, 149:119-125, 1981

Bradford, J./Bloomberg, D./Bourget, D.: The heterogeneity/ homogeneity of pedophilia. In: *Psychiatry Journal University of Ottawa*, 13: 217–226, 1988

Carnes, P.: *Out Of The Shadows: Understanding Sexual Addiction*. Minneapolis: CompCare Publications, 1983

Dube, R./Martine, H.: Sexual abuse of children under 12 years of age: A review of 511 cases. In: *Child Abuse & Neglect*, 12:321–330, 1988

Erickson, W./Walbek, N./Seeley, R.: Behavior patterns of child molesters. In: *Archives of Sexual Behavior*, 17: 77–86, 1988

Fehlow, P.: The female sexual delinquent. In: *Psychiatry, Neurology and Medical Psychology (Leipz)*, 27: 612–618, 1975

Finkelhor, D./Lewis, I.: An epidemologic approach to the study of child molestation. In: Prentky, R./Quinsey, V.: *Human Sexual Aggression: Current Perspectives*. Annals of the New York Academy of Science, 528: 64–78, 1988

Fuller, A.: Child molestation and pedophilia: An overview for the physician. In: *Journal of the American Medical Association*, 261: 602–696, 1989

Gaffney, G./Berlin, F.: Is there hypothalamic-pituitary-gonadal dysfunction in pedophilia? A pilot study. In: *British Journal of Psychiatry*, 1945: 657–660, 1984

Gaffney, G./Lurie, S./Berlin, F.: Is there familial transmission of pedophilia? In: *Journal of Nervous and Mental Disease*, 172: 546–548, 1984

Groth, N./Hobson, W./Gary, T.: The child molester: Clinical observations. In: Conte, J. und Shore, D. (Hg.): *Social Work and Child Sexual Abuse*, New York: Haworth, 1982

Hendricks, S./Fitzpatrick, D./Hartmann, K./Quaife, M./ Stratbnucker, R./Graber, B.: Brain structure and function in sexual molesters of children and adolescents. In: *Journal of Clinical Psychiatry*, 49: 108–112, 1988

Khan, M.: *Alineations in Perversions*. New York: International Universities Press, New York, 1979

Lanyon, R.: Theory and treatment in child molestation. In: *Journal of Consulting and Clinical Psychology*, 54: 176–182, 1986

Litin, E./Giffin, M./Johnson, A.: Parental influence in unusual sexual behavior in children. In: *Psychoanalytic Quarterly*, 25: 37–55. 1956

Lothstein, L.: *Female-to Male Transsexualism*. London: Routledge & Kegan Paul, 1983

Lothstein, L.: Development of gender self representation in gender disturbed children. In: *Tenth International Symposium on Gender Dysphoria*. Amsterdam: Academisch Ziekenhuss Virje Universiteit, 9.–12. Juni 1987

Lothstein, L./Cassens, G./Ford, M.: Electrical activity mapping and neuropsychological dysfunction in deviant sexual behavior. In: *The Journal of Neuropsychiatry and Clinical Neurosciences*, 1990

Miller, B./Cummings, J./McIntyre, H./Ebers, G./Grode, M.: Hypersexuality or altered sexual preference following brain injury. In: *Journal of Neurology, Neurosurgery, and Psychiatry*, 49: 867–873, 1986

Money, J.: Paraphilias: Phenomenology and classification. In: *American Journal of Psychotherapy*, 38: 164–179, 1984

Hewton, D.: Homosexual behavior and child molestation: A review of the evidence. In: *Adolescence*, 13: 29–43, 1978

Phillips, E. L.: *The Social Skills Basis of Psychopathology*. New York: Grune & Stratton, 1978

Pithers, W./Kashima, K./Cumming, G./Beal, L./Buell, M.:

Relapse prevention and sexual aggression. In: Prentky, R./ Quinsey, V.: *Human Sexual Aggression: Current Perspectives*. Annals of the New York Academy of Science, 528: 244–260, 1988

Rada, R.: Alcoholism and the child molester. In: *Annals New York Academy of Science*, 273: 492–496, 1976

Regenstein, Q./Reich, P.: Pedophilia occuring after the onset of cognitive impairment. In: *Journal of Nervous and Mental Disease*, 166: 794–798, 1978

Scott, M./Cole, J./McKay, S./Olden, C./Liggett, K.: Neuropsychological performance of sexual assaulters and pedophiles. In: *Journal of Forensic Sciences*, 29: 1114–1118, 1984

Socarides, C.: The Preoedipal Origin and Psychoanalytic Theory of Sexual Perversions. *New York: International Universities Press*, 1988

Stoller, R.: *Perversion: The Erotic Form of Hatred*. New York: Pantheon, 1975

Stephen J. Rossetti

Sexueller Mißbrauch von Kindern: Sechs Warnsignale – Hinweise für Prävention und Diagnose

Es gibt keine Patentlösung

In einem sind Laien und Kirchenoffizielle sich einig: in ihrer Bestürzung über den sexuellen Mißbrauch von Kindern durch Priester. Alle wollen, daß so etwas nie mehr geschieht. Wird ein Fall von Kindesmißbrauch bekannt, so sind Gemeindeangehörige und Kirchenleitung gleichermaßen entsetzt. Tausende von Kindern wurden bereits geschädigt. Die Glaubwürdigkeit der Kirche und ihrer Führer wird dadurch in Frage gestellt.
Eltern und Kirchenleitung fragen: „Gibt es eine Möglichkeit, pädophile Erwachsene zu identifizieren, *bevor* sie unsere Kinder mißbrauchen?" Die Kirchenoffiziellen begannen mit der Suche nach einer „Patentlösung", die das Problem ein für alle Mal aus der Welt schaffen sollte. Spezialisten wurden gebeten, einen psychologischen Test zu entwickeln, mit dessen Hilfe potentielle Mißhandler sicher erkannt werden könnten.
Eine Ordenskommision, die sich mit diesem Thema befaßte, machte daraufhin den Vorschlag, jeder männliche Kandidat, der in die Gemeinschaft eintreten wolle, müsse sich Polygraph-Tests und Penis-Plethysmographien unterziehen. Zuerst müßten sich die Aspiranten an einen Lügendetektor anschließen lassen und Fragen über ihre sexuelle Orientierung und ihr bisheriges Sexualleben beantworten.
Danach sollte die Penis-Plethysmographie durchgeführt werden. Diese Tests messen die Schwellung des Penis, während der Testperson sexuell erregende Bilder von Menschen beider Geschlechter und aller Altersgruppen gezeigt werden. Auf diese Weise wird geprüft, wie stark sich die Person von erwachsenen Männern und Frauen, von Heranwachsenden und von Kindern angezogen fühlt.

Derartige Tests kommen tatsächlich manchmal zum Einsatz, und zwar bei der Untersuchung von Personen, die wegen Sexualverbrechen angeklagt sind. Sie bei allen anzuwenden, die einer religiösen Berufung folgen möchten, wäre jedoch im psychologischen Sinne unethisch und seelsorglich unklug und gefühllos. Ich glaube, es ist sogar illegal. Diese Tests stellen einen starken Eingriff in die Privatsphäre dar. Es liegt auf der Hand, daß sie nicht dazu geeignet sind, umfangreiche Testreihen durchzuführen.
Man suchte also nach angemesseneren Möglichkeiten, mit deren Hilfe man feststellen konnte, ob eine Person durch Kinder sexuell erregt würde. Heute stehen uns neue, der Plethysmographie ähnliche Methoden zur Verfügung. Doch auch hier ergeben sich zu viele der bereits erwähnten ethischen Schwierigkeiten, als daß sie allgemein zum Einsatz kommen könnten. Sie verletzen die Privatsphäre, und ihr wissenschaftlicher Wert müßte erst noch deutlich bewiesen werden.
Gegenwärtig gibt es keine wissenschaftlich anerkannte Methode, die die Privatsphäre der Befragten schützt und gleichzeitig allgemein eingesetzt werden könnte, um potentielle Kindesmißhandler zu identifizieren. Es bleibt auf lange Sicht unwahrscheinlich, daß eine solche Methode entwickelt wird. Es gibt keine Patentlösung.

Die absolute Leugnung

Es ist schwer, festzustellen, ob eine Person durch Kinder sexuell erregt wird, egal ob es sich um Pädophilie (sexuelle Erregung durch vorpubertäre Kinder) oder Ephebophilie (Erregung durch Jugendliche) handelt; auch dann, wenn erfahrene Psychologen am Werk sind, die viel mit Sexualstraftätern arbeiten. Meist unterscheiden sich Erwachsene mit abweichendem Sexualverhalten nicht von anderen – wenigstens oberfächlich betrachtet.
In einer Befragung wirken Erwachsene, die sich sexuell zu Kindern hingezogen fühlen, „normal". Oft sind sie gepflegt und berichten, wenn überhaupt, kaum über irgendwelche ih-

nen unangenehme Symptome. Sie sind normalerweise nicht übermäßig depressiv oder ängstlich. Wendet man standardisierte, objektive Messungen pathologischer Erscheinungen an, etwa das Minnesota Multiphasic Personality Inventory (MMPI-2), bewegen sich die Ergebnisse weitgehend im normalen Bereich.

Menschen, die Kinder sexuell mißbrauchen, fallen weder in Beurteilungen noch in Testverfahren aus dem Rahmen. Es wundert daher nicht, daß die bisher von kirchlicher Seite angewandten psychologischen Untersuchungen bei Männern, die später zu Kindesmißhandlern wurden, keinerlei Anomalien feststellten.

Mit diesem normalen, unauffälligen Erscheinungsbild geht oft eine raffinierte und manchmal undurchschaubare Art der Leugnung der Tatsachen einher. Auf die Frage nach ihrer sexuellen Orientierung behaupten viele Täter, sie liebten erwachsene Frauen. Einige wenige bekennen sich als homosexuell. Kaum einer gibt zu, durch Kinder sexuell erregt zu werden.

Kommt ein Klient, der wegen sexuellen Mißbrauchs von Kindern angeklagt ist, in mein Büro, so wird er oft einer Vielzahl von Vergehen beschuldigt. Trotzdem beharrt er auf seiner Unschuld. Ich frage: „Wie erklären Sie die Tatsache, daß mehrere Kinder, die einander nicht kennen, Sie wegen sexuellen Mißbrauchs angeklagt haben?“ Normalerweise lautet die Antwort: „Ich weiß es nicht“, oder aber er konstruiert eine unmögliche Begründung, in der die Glaubwürdigkeit der angeblichen Opfer in Frage gestellt wird, etwa: „Diese Kinder sind unausgeglichen“, oder „Sie haben meine Handlungen falsch interpretiert.“

Selbst anhand schriftlicher Beschuldigungen ist die Überprüfung potentieller Kindesmißhandler schwierig. Will man jedoch Erwachsene auf ihre sexuelle Ausrichtung auf Minderjährige testen, ohne irgendwelche Hinweise auf sexuelle Probleme zu haben, so tappt man im Dunkeln. Die Menschen erscheinen normal. Sie sagen, daß mit ihnen alles in Ordnung ist. Objektive Persönlichkeitstests werden dies „bestätigen“. Doch ist bei ihnen vieles *nicht* in Ordnung.

Es muß noch mehr getan werden.

Intensive Überprüfung der psychosexuellen Vergangenheit

Bei der klinischen Untersuchung von Priesteramtskandidaten und von Erwachsenen, die wegen sexuellen Mißbrauchs von Kindern angeklagt waren, erkannte ich die essentielle Wichtigkeit einer intensiven Überprüfung ihrer psychosexuellen Vergangenheit. Sexualstraftäter werden anderen Menschen und sogar sich selbst gegenüber kaum zugeben, daß sie durch Kinder sexuell erregt werden. Sie haben jedoch häufig einander ähnelnde psychosexuelle Probleme. Nimmt der Psychologe eine detaillierte Untersuchung der Vergangenheit der Betroffenen vor und sucht dabei nach psychosexuellen „Warnsignalen", so kann er etliche Menschen identifizieren, bei denen die Gefahr besteht, daß sie Kinder sexuell belästigen.

Man muß jedoch wissen, daß dies kein Allheilmittel ist. Niemals wird es eine Methode geben, mit deren Hilfe man alle potentiellen Kindesmißhandler erkennen könnte. *Dies beruht auf der Tatsache, daß der sexuelle Mißbrauch von Kindern eine Verhaltensweise und keine einzelne Diagnose ist.* Jeder Kindesmißhandler hat ein einzigartiges klinisches Profil.

Es gibt fixierte Pädophile, Menschen, die sich sexuell zu vorpubertären Kindern hingezogen fühlen. Andere sind Ephebophile und fühlen sich zu Jugendlichen hingezogen, die die Pubertät bereits hinter sich haben. Einige Menschen sind psychosexuell in ihrer Kindheit „hängengeblieben". Andere leben ihre eigenen sexuellen Kindheitstraumata immer wieder aus. Einige sind gewalttätig und vergewaltigen oder töten ihre Opfer. Weitaus mehr sind passiv und glauben tatsächlich, sie seien von einem sexuell frühreifen Kind verführt worden. Es gibt klinische Unterschiede zwischen all den unzähligen erwachsenen Kindesmißhandlern.

Trotzdem entdeckte man bei der Befragung und Untersuchung einer Vielzahl von Priestern, die Kinder sexuell mißbraucht haben, einige Gemeinsamkeiten. Will man überprüfen, ob die Wahrscheinlichkeit besteht, daß ein Erwachsener möglicherweise in Zukunft Kinder mißbrauchen könnte, oder will man feststellen, inwieweit die gegen eine bestimmte Person ausgesprochenen Anklagen der Wahrheit entsprechen, so ist das Vorhandensein oder das Fehlen dieser psychosexuellen Gemeinsamkeiten oder Warnzeichen ein wichtiger Faktor.

Sechs Warnsignale

1. Unklarheit über die eigene sexuelle Orientierung

Im Alter von Mitte zwanzig sollte ein Mensch sich seiner sexuellen Orientierung bewußt sein und sie angenommen haben. Wegen der inneren und äußeren negativen Beurteilung der Homosexualität brauchen Menschen, die dem eigenen Geschlecht zugeneigt sind, vielleicht einige Jahre länger dazu. Problematisch wird es, wenn ein fünfundzwanzig- oder fünfunddreißigjähriger Erwachsener selbst in der vertraulichen Atmosphäre einer klinischen Befragung nicht in der Lage ist, seine (oder ihre) sexuelle Orientierung zuzugeben.

Ist sich ein Mensch seiner eigenen sexuellen Orientierung nicht bewußt, so kann dies verschiedene Gründe haben. Es kann bei extrem naiven oder behüteten jungen Erwachsenen vorkommen. Menschen, die schon seit langer Zeit schwer psychisch erkrankt sind, haben vielleicht nie die Gelegenheit gehabt, sich mit ihrer Sexualität zu beschäftigen. Auch Jugendliche, denen vermittelt wurde, daß sexuelle Gefühle falsch seien, sind sich ihrer eigenen Empfindungen möglicherweise nicht bewußt. Es kann auch geschehen, daß einem Menschen seine sexuelle Orientierung deshalb nicht zu Bewußtsein kommt, weil er sich ihrer sehr schämen würde.

Menschen, auf die Kinder sexuell anziehend wirken, schämen sich oft dieser Gefühle und sind von ihnen angeekelt. Es ist schwierig genug, mit einer „normalen“ sexuellen Orientierung zurechtzukommen. Denjenigen, die sich zu Kindern hingezogen fühlen, fällt es schrecklich schwer, dieser Tatsache ins Auge zu sehen. Folglich ist es psychisch angenehmer, die sexuellen Gefühle ganz und gar zu unterdrücken.

Solche Erwachsene sind möglicherweise verwirrt oder unsicher über ihre sexuelle Orientierung. In einer Befragung über ihren psychosexuellen Hintergrund sind ihre Antworten

häufig vage oder wenig überzeugend. Es bedarf weiterer Untersuchungen.
Erwachsene, die sich zu Kindern hingezogen fühlen, sagen häufig, sie seien heterosexuell oder homosexuell. Dies mag durchaus zutreffen. Oft wirken auch erwachsene Menschen auf sie erregend. Manchmal handelt es sich jedoch dabei eher um eine Wunschvorstellung als um die Realität. Sie haben es sich selbst eingeredet und glauben ernsthaft, nicht pädophil oder ephebophil zu sein.
Im Anschluß an die Frage nach der sexuellen Orientierung lautet also die nächste wesentliche Frage: „Woher wissen Sie, daß dies ihre Orientierung ist?" Ist die Behauptung, heterosexuell oder homosexuell zu sein, nur eine Wunschvorstellung, so fällt den Befragten die Erklärung schwer. Oft flüchten sie sich in Gemeinplätze wie: „Ich finde Erwachsene attraktiv," oder wenig überzeugende Behauptungen wie: „Ich weiß, daß ich heterosexuell bin."
Behauptet jemand, heterosexuell zu sein, hat jedoch keine sexuellen Erfahrungen mit dem anderen Geschlecht, so frage ich oft, ob er oder sie bereits von einer Person dieses Geschlechts geküßt worden sei. Unabhängig von ihrer jeweiligen sexuellen Orientierung haben viele Jugendliche solche Erlebnisse gehabt, beispielsweise in der Schule. Wird die Frage bejaht, erkundige ich mich, wie die Erfahrung erlebt wurde. Ein Priester, der Kinder mißbraucht hatte, beschrieb eine eher formelle Begegnung und sprach danach sofort über seine Berufung zum Priesteramt.
Wichtige Hinweise auf die wahre sexuelle Orientierung eines Menschen finden sich in seinen Phantasien. Die immer wiederkehrenden Sexualobjekte seiner Träume oder Masturbationsphantasien geben deutliche Informationen über seine wahre Ausrichtung. Ich erinnere mich an einen Mann, der darüber phantasierte, eine Frau neben dem Swimming-Pool mit Sonnencreme einzureiben. Für ihn war dies ein sexuell erregender Gedanke. Seine sinnliche Beschreibung überzeugte mich davon, daß er tatsächlich heterosexuell war.
Will man herausfinden, wie sehr sich ein Mensch seiner sexuellen Orientierung bewußt ist und diese auch angenommen hat, bedarf es noch detaillierterer Untersuchungen. Ist

sich jemand über die eigene sexuelle Orientierung im Unklaren, so bedeutet dies nicht notwendigerweise, daß bei ihm ein verstecktes abweichendes Verhaltensmuster vorhanden ist. Allerdings wird dadurch deutlich, auf welchem Gebiet sein persönliches Wachstum noch voranschreiten kann.

Ich bin dagegen, daß jemand, der sich seiner sexuellen Orientierung weitgehend nicht bewußt ist, oder der nicht in der Lage ist, diese zu akzeptieren, ins Priesterseminar oder zur Ablegung von Ordensgelübden zugelassen wird. Er benötigt Zeit, um sich mit der Frage seiner Sexualität zu beschäftigen. *Das Studium der höheren Theologie ist nicht der richtige Zeitpunkt dafür, die eigene sexuelle Orientierung zu hinterfragen.*

Ist sich jemand unsicher über seine sexuelle Orientierung, so ist dies ein Warnsignal. Eine solche Verwirrung allein belegt natürlich noch nicht, ob sich eine Person heimlich zu Kindern hingezogen fühlt. Sie könnte die Konsequenz einer Vielzahl von sexuellen Konflikten sein, oder einfach die Folge einer verlangsamten psychosexuellen Entwicklung.

In der klinischen Geschichte eines Ephebophilen oder Pädophilen finden sich mit größter Wahrscheinlichkeit noch andere Warnzeichen.

2. Kindliche Interessen und Verhaltensweisen

Erwachsene, die Kinder sexuell belästigen, leiden oft unter einer schwerwiegenden emotionalen Unreife. Eine mit einem Pädophilen verheiratete Frau, Mutter von vier Kindern, klagte, sie müsse eigentlich auf fünf Kinder aufpassen. Ihr Mann verhielt sich wie ein Kind und sah seine Frau als Mutter an.

Pädophile und Ephebophile haben vielleicht die Körper von Dreißig-, Vierzig- oder Fünfzigjährigen; ihr seelisches Alter entspricht jedoch eher dem eines Kindes. Es überrascht daher nicht, daß sie sich wie Kinder verhalten und kindliche Interessen haben.

Manchmal ist es hilfreich, wegen Kindesmißbrauchs angeklagte Erwachsene über ihre Hobbys zu befragen, oder über die Filme, die sie in letzter Zeit gesehen haben. Ein Pädophi-

ler sagte, es mache ihm Spaß, für Kinder den Nikolaus zu spielen. Ein anderer berichtete über seine Modelleisenbahn und darüber, daß er gerne mit Kindern in Freizeitparks gehe. Ein dritter erwähnte seine drei Lieblingsfilme: Alle waren Kindergeschichten. Eine kindliche Person hat auch kindliche Interessen. Andere Erwachsene nehmen diese Menschen häufig als kindisch oder naiv wahr.
Echte Kinder fühlen sich oft zu ihnen hingezogen. Diese unreifen Erwachsenen verstehen Kinder und können emotional mit ihnen in Verbindung treten. Es kann auf Kinder stark anziehend wirken, wenn sie einen Erwachsenen finden, der die gleiche nicht ausgereifte psychische Organisation hat wie sie selbst. Daher wundert es auch nicht, daß solche Erwachsene, dem Rattenfänger von Hameln gleich, von Kindern umgeben sind und dafür bekannt sind, daß sie mit ihnen gut umgehen können. In Wahrheit *sind sie selbst Kinder.*
Es mag schwer sein, zwischen einer Person, die für die Arbeit mit Kindern besonders begabt ist, und zwischen dem unreifen Erwachsenen, der von Kindern sexuell erregt wird, zu unterscheiden. Äußerlich sind sie sich möglicherweise sehr ähnlich. Beide wirken anziehend auf Kinder und kommen mit ihnen gut zurecht. Beide sind häufig von Kindern umgeben.
Hier ist die folgende Frage aufschlußreich: „Mit wem verbringen Sie ihre Freizeit und ihre Ferien?“ Pädophile und Ephebophile verbringen ihre freie Zeit häufig mit Kindern, gesunde Erwachsene mit anderen Erwachsenen. Wir erholen uns am besten im Kreise derjenigen, mit denen wir uns am wohlsten fühlen und verbringen unsere Freizeit mit denen, die uns am ähnlichsten sind.
Eines der wichtigsten Warnsignale für Pädophilie und Ephebophilie ist die Tatsache, daß ein Erwachsener seine Ferien und seine Freizeit mit den Kindern anderer Leute verbringt.

3. Mangel an Beziehungen zu Gleichaltrigen

Eng verbunden mit dem vorigen Warnzeichen, „kindliche Interessen und Verhaltensweisen“, ist ein „Mangel an Beziehungen zu Gleichaltrigen“. Kindesmißhandler verbringen ihre Freizeit häufig mit Kindern und haben, wenn überhaupt, nur selten befriedigende Beziehungen zu anderen Erwachsenen. Da sie seelisch noch Kinder sind, verfügen sie nicht über das emotionale Handwerkszeug, um mit den Angehörigen ihrer eigenen Altersgruppe in Kontakt zu treten.

In der Gemeindearbeit wird ein Pädophiler früher oder später seine ganze Energie für die Arbeit mit Kindern einsetzen. Seine Beziehungen zu Erwachsenen werden höchstwahrscheinlich oberflächlich sein und/oder stereotyp ablaufen. In der Gegenwart anderer Erwachsener empfindet er seine eigene Unzulänglichkeit. Seine Gefühle sind die eines Kindes. In seiner eigenen Altersgruppe fühlt er sich inkompetent.

In einer psychologischen Befragung möchte ich von einem solchen Menschen erfahren, wer sein bester Freund ist. Häufig nennt er dann ein Kind. Vielleicht frage ich auch, welche persönlichen Beziehungen ihm am meisten bedeutet haben. Auch hier werden oft Beziehungen zu Kindern erwähnt.

Es ist oft nicht leicht, einen Mangel an Beziehungen zu Gleichaltrigen zu erkennen. Handelt es sich um einen Priester, so gelingt es ihm möglicherweise relativ gut, mit seinen Gemeindemitgliedern stereotype Kontakte aufzubauen. Äußerlich ist er freundlich und seelsorgerlich bemüht. Da die Mehrheit der Gemeindemitglieder zu ihrem Priester sowieso eine derartig stereotype Kontaktform pflegt, werden die meisten Menschen ihn als freundlich, wenn auch vielleicht etwas distanziert ansehen. Nur wenige werden bemerken, daß er zu Gleichaltrigen keine engen Kontakte unterhält.

Auch kann man nur schwer erkennen, ob ein solcher Mensch keine vertrauten Beziehungen zu anderen hat, denn häufig ist er davon überzeugt, seinen Altersgenossen nahe zu sein, und stellt dies auch so dar. Meist wissen Menschen, die Kinder mißbrauchen, überhaupt nicht, was eine vertraute Beziehung ist, da viele von ihnen niemals eine solche Erfahrung gemacht haben. Folglich behaupten sie, ihre Beziehungen zu Gleichaltrigen seien tiefgründig und vertraut.

Fragt man jedoch weiter, so wird sich bald herausstellen, daß nur wenig Lebensbereiche mit den „Freunden“ geteilt werden, daß man sich kaum gegenseitig unterstützt. Die folgenden Fragen können hier weiter führen: „Wie oft sehen Sie

Ihren besten Freund/Ihre beste Freundin? Was tun Sie gemeinsam? Worüber unterhalten Sie sich? Wissen Sie, wann Sie emotionale Unterstützung benötigen und wo Sie sich diese holen können? Wieviel von sich selbst geben Sie ihren Freunden preis?“ Hier wird sich wahrscheinlich herausstellen, daß die „engen“ Freunde des Pädophilen bloß Bekannte sind.
Meiner Meinung nach ist die Existenz enger und erfüllender Beziehungen zu Gleichaltrigen das stärkste Zeichen für psychische Gesundheit. Ein Mangel an Beziehungen innerhalb der eigenen Altersgruppe ist bei einem Erwachsenen ein deutliches Warnsignal. Es besteht die Gefahr, daß einige Menschen, denen solche Beziehungen fehlen, Kinder sexuell mißbrauchen. Die Mehrheit von ihnen leidet höchstwahrscheinlich unter schwerwiegenden psychischen Störungen. Ich kann mir nicht vorstellen, daß ein solcher Mensch für das Priesteramt geeignet ist.

4. Extreme sexuelle Erfahrungen innerhalb der Persönlichkeitsentwicklung

Soll die psychosexuelle Vergangenheit einer Person untersucht werden, so muß man direkte und explizite Fragen über alle sexuellen Erfahrungen stellen: „Haben Sie in der Kindheit an Sexspielen mitgewirkt? Gab es sexuelle „Erkundungen“? Wie war Ihre Pubertät? Hatten Sie einen Freund / eine Freundin? Welche sexuellen Kontakte hatten sie mit Menschen ihres eigenen und des anderen Geschlechts?“
Meiner Erfahrung nach fallen Erwachsene, die Kinder sexuell mißbrauchen, oft unter eines der beiden Extreme: entweder wurden sie als Kinder extrem stark sexuell stimuliert, oder sie sind sexuell fast völlig unerfahren.
In der Entwicklung vieler gesunder Erwachsener gibt es eine übliche Abfolge von Erfahrungen mit der Sexualität. Es ist normal, daß Kinder ein- oder zweimal „Doktor spielen“ oder die Genitalien Gleichaltriger anschauen oder berühren. Für die meisten Kinder ist die Pubertät eine unruhige Zeit, die sie jedoch bewältigen können. Masturbation ist bei Heranwachsenden häufig. Normale Jugendliche beginnen, ihre Se-

xualität gemeinsam mit Gleichaltrigen zu erkunden. Sie finden einen Freund oder eine Freundin. Es kommt zu Küssen, Berührungen und anderen sexuellen Erfahrungen.
Einige Pädophile berichten über ungewöhnlich häufige sexuelle Kontakte in ihrer Kindheit. Vielleicht finden zahlreiche Sexspiele statt. In der frühen Adoleszenz masturbieren einige in Gruppen und/oder unterhalten regelmäßige sexuelle Kontakte zu einem Vetter/einer Base oder einem anderen Jugendlichen aus der Nachbarschaft. Vielleicht kommt es auch zu häufigen sexuellen Begegnungen mit Geschwistern.
Einige erwachsene Kindesmißhandler berichten über zwanghafte, mehrmals täglich stattfindende Masturbation im Teenageralter. Andere haben lange und häufig gemeinsam mit Gleichaltrigen masturbiert. Einige unterhielten längere inzestuöse Beziehungen zu Brüdern, Schwestern, Vettern oder Basen. Manche wurden von frühester Kindheit an exzessiv sexuell stimuliert.
Diese Menschen wurden als Kinder sexuell übererregt. Aufgrund dessen können sie psychosexuell „steckenbleiben“. Viele von ihnen haben gelernt, daß die Sexualität die beste Methode ist, mit anderen – besonders mit anderen Kindern – Kontakt aufzunehmen. Als Erwachsene betrachten sie Kinder immer noch als Sexualobjekte.
Daneben gibt es das andere Extrem derer, die über einen Mangel an sexuellen Kontakten berichten. Sie haben niemals masturbiert oder spät damit begonnen, vielleicht erst im Alter von über zwanzig Jahren. In ihrer Kindheit gab es keine Sexspiele. Einige berichten, sie hätten in ihrer Jugend niemals einen Freund/eine Freundin gehabt und sich nie mit ihrer eigenen Sexualität beschäftigt.
Fragt man nach ihren sexuellen Phantasien, sagen sie, daß sie keine hätten. Über Sex wurde in der Familie nie gesprochen, das Thema war tabu. Vielleicht können sie niemanden nennen, den sie sexuell attraktiv finden. Die Sexualität ist aus ihrem Bewußtsein ausradiert.
Die Beschreibung der sexuellen Vergangenheit dieser Menschen ist normalerweise kurz: Nichts ist geschehen. In einigen Fällen lügt die befragte Person. Sie hat Angst, ihre echten Erfahrungen preiszugeben, weil sie nicht weiß, was dann

geschieht. Manchmal hat es jedoch wirklich keine bewußte sexuelle Erfahrung gegeben.

Ich bin davon überzeugt, daß es Menschen gibt, die wenig sexuelle Erfahrungen hatten und dennoch grundsätzlich seelisch gesund sind. Allerdings glaube ich, daß sich in den meisten Fällen eine solche Person ihrer sexuellen Triebe, Impulse, Gedanken oder Phantasien schämt, sich vor ihnen fürchtet und / oder sie unterdrückt hat. Diese Menschen versuchen, zu leben als seien sie keine sexuellen Wesen. Dies ruft eine Reihe seelischer Symptome hervor. Irgendwann wird die Unterdrückung nicht mehr funktionieren, besonders in Streßsituationen.

Ich erinnere mich an einen Pädophilen, der sich seiner Sexualität so sehr schämte, daß er gelobte, „wie ein Engel" zu leben. Er sagte, dank seiner Gebete und der Gnade Gottes sei er über solche Dinge wie sexuelle Sehnsüchte „weit hinaus". Seiner Meinung nach habe ein wirklich heiligmäßiger Mensch keine sexuellen Kämpfe auszufechten.

Dieser Engel ist abgestürzt. Nach zwanzig Jahren, in denen er seine Sexualität unterdrückte, erlitt er einige schmerzliche persönliche Verluste. Seine berufliche Situation war besonders schwierig. Daneben vergrößerten die normalen Konflikte der Lebensmitte den Streß, dem er ausgesetzt war. Er nahm sexuelle Beziehungen zu einer Reihe männlicher Jugendlicher auf.

Erwachsene, die über sexuelle Überstimulation in der Kindheit berichten oder die sich ihrer Sexualität kaum bewußt sind, bekommen später möglicherweise sexuelle Probleme. Derartige Extreme können ein psychosexuelles Warnsignal sein.

Vielleicht fühlen sich diese Menschen zu Kindern hingezogen, vielleicht auch nicht. Unabhängig davon ist es unwahrscheinlich, daß ihre Sexualität im Gleichgewicht ist und daß sie sie integriert haben.

5. Persönliche Erfahrungen sexuellen Mißbrauchs und / oder abweichender Sexualität in der Kindheit

Ein anderes Warnsignal sind persönliche Mißbrauchserfahrungen und/oder andere abweichende sexuelle Erlebnisse. Etwa zwei Drittel der wegen sexuellen Mißbrauchs angeklagten Priester, die von uns am Saint Luke Institute befragt wurden, sind als Kinder selbst sexuell mißbraucht worden.

Es muß klar und deutlich gesagt werden, daß die meisten Menschen, die in der Kindheit sexuell mißbraucht wurden, NICHT selbst zu Kindesmißhandlern werden. Ich habe von Diözesen gehört, die keine Kandidaten akzeptieren, die sexuell mißbraucht wurden. Dies halte ich für eine unglückliche Lösung. Viele Menschen mit einer derartigen Kindheitserfahrung führen später ein glückliches, aktives Leben. Trotzdem ist ein solcher Mißbrauch in der Kindheit ein Risiko dafür, daß der Betroffene als Erwachsener selbst zum Täter wird.

Mit einfachen Fragen ist es oft schwer, die ganze Wahrheit aufzudecken. Häufig erkennen die Betroffenen die Umstände ihrer eigenen Mißbrauchserfahrung gar nicht.

Ein Mann wurde als Kind häufig von einem sechs Jahre älteren Vetter sexuell berührt. Er sagte, es sei kein Mißbrauch gewesen, weil es ihm Vergnügen gemacht habe. Weitere Fragen ergaben jedoch, daß er sich der Erfahrungen mehr und mehr schämte. Er fühlte sich manipuliert und benutzt. Von selbst konnte er sich nicht aus der Beziehung lösen. Die Kontakte endeten erst, als der Vetter fortzog.

Erwähnt der Befragte keinen sexuellen Mißbrauch, stelle ich eine Frage wie: „Wurden sie jemals von einer Person, die älter war als sie, auf sexuelle Weise angeschaut oder berührt? Falls ja, was ist passiert?“ Unerkannter sexueller Mißbrauch ist häufig und deutet darauf hin, daß die Erfahrung nicht verarbeitet wurde, daß keine Heilung stattgefunden hat.

Doch nicht alle Sexualstraftäter wurden als Kinder sexuell mißbraucht. Viele machten in der Kindheit andere abweichende sexuelle Erfahrungen. Vielleicht wurde ein Elternteil vor den Augen des Kindes mißbraucht. Möglicherweise waren die Grenzen extrem locker. Vielleicht badeten oder entkleideten sich die Eltern vor den Augen des Kindes oder hielten sich mit entblößten Genitalien in der Wohnung auf. Einige berichten möglicherweise über eine ungewöhnliche sexuelle Erfahrung mit einem Gleichaltrigen, etwa über oralen Sex mit einem anderen kleinen Jungen vor der Pubertät.

Als Erwachsene besuchen einige Mißhandler häufig Sexshops, lesen entsprechende Magazine und sehen sich Videos an. Andere suchen sich immer neue Partner und machen anonyme sexuelle Erfahrungen. Einige hatten viele kurze sexuelle Begegungen. Manche berichten, sie hätten ein Kind sexuell stimuliert, als sie selbst im Teenageralter waren.

Natürlich werden die Befragten solche abweichenden Erfahrungen nicht ohne weiteres zugeben. In einer klinischen psychosexuellen Befragung sollten die Fragen immer direkt gestellt werden, etwa: „Hatten sie jemals eine sexuelle Begegnung mit einem Menschen, den sie am Tag zuvor noch nicht gekannt haben? Haben sie je „Erwachsenenmagazine“ oder Videos angeschaut, Sexmagazine und Videos mit Kindern, oder Magazine und Videos, die andere als pornographisch betrachten würden? Haben Sie jemals für Sex bezahlt?“

Erwachsene mit abweichenden sexuellen Interessen werden in einer klinischen Befragung normalerweise versuchen, die Wahrheit zu verbergen. Die Antwort auf eine allgemein formulierte Frage zu solchen Erfahrungen wird gewöhnlich negativ lauten. Spezifische Fragen werden jedoch viel eher wahrheitsgemäß beantwortet.

Abweichende sexuelle Erfahrungen, wozu auch der sexuelle Mißbrauch gehört, sind deutliche psychosexuelle Warnsignale. Einige befragte Personen werden über ihre Erfahrungen einfach nicht die Wahrheit sagen. Viele werden jedoch ehrlich sein. Erfahrene Psychologen können oft fühlen, ob jemand lügt oder nicht.

Einige Arten abweichender sexueller Erfahrungen sollten eine Zulassung zum Priesteramt ausschließen. Ich kann mir nicht vorstellen, daß es einen Grund gibt, einen Kandidaten zuzulassen, der als Jugendlicher kleine Kinder sexuell mißbraucht hat. Erwachsene, die über eine Vielzahl anonymer sexueller Kontakte oder über abweichende sexuelle Phantasien berichten, sind nicht für das Priesteramt geeignet. Anderes sollte näher beleuchtet werden. Man muß feststellen, ob und in welchem Maß eine Heilung stattgefunden hat.

Viele Opfer eines sexuellen Mißbrauchs sind gute Priester

geworden. Jedoch sollte man mit ihnen über ihre Verwundung gesprochen und diese der Heilung Gottes hingehalten haben, bevor man sie zum Amt zuläßt.

6. Eine übermäßig passive, abhängige, angepaßte Persönlichkeit

Während einer psychosexuellen Befragung wird der Psychologe ein Gefühl für den Persönlichkeitsstil des Befragten entwickeln. In Kombination mit den Ergebnissen von Tests wie dem Millon Clinical Multiaxial Inventory, Second Edition (MCMI-II) und den eigenen Aussagen des Befragten sollte sich ein zusammenhängendes Bild von dessen Charakter ergeben. Viele Priester, die Kinder mißbraucht haben, haben eine passive, abhängige und angepaßte Persönlichkeit.

Ein wenig Abhängigkeit und Anpassung sind für einen Priester nicht schlecht. Die Gemeindemitglieder mögen es, wenn ihr Pfarrer nicht allzu übermächtig ist und gerne das tut, was ihnen gefällt. In der Ausbildung werden oft diejenigen belohnt, die den Regeln gehorchen und keinen Ärger machen. Die Menschen wollen nette Pfarrer.

Ein Großteil der männlichen Pfarrer, die Kinder mißbraucht haben, leidet unter einer Persönlichkeitsstörung, zu deren dominierenden Symptomen Passivität, Abhängigkeit und zwanghaftes Verhalten gehören. Im MCMI-II-Testverfahren werden diese Menschen fast immer hohe Werte auf den Skalen für „Abhängigkeit“ und „Zwanghaftigkeit“ erreichen. Solche Beurteilungen sollten allerdings mit Vorsicht betrachtet werden, denn viele Erwachsene, die sich gut in große Institutionen einfügen, haben derartige Persönlichkeitsmerkmale. Allerdings wird bei den eben genannten Personen auffällig sein, daß sie in der psychologischen Befragung äußerst passiv und angepaßt wirken.

Einige werden erzählen, daß sie in Beziehungen stets eine übermäßig passive Rolle einnehmen. Sie klagen darüber, daß sie von anderen benutzt und manipuliert werden. Andere sehen sich stets in der Opferrolle. Die meisten werden versuchen, stets zu lächeln und den Menschen zu gefallen. In der

klinischen Befragung wird es eines ihrer Hauptanliegen sein, dem Psychologen zu gefallen.
Im Umgang mit Autoritäten verhalten sich diese Personen übermäßig respektvoll und ehrerbietig. Oft sind sie Perfektionisten. Es bedeutet ihnen viel, von anderen in gutem Licht gesehen zu werden, besonders von Vorgesetzten. Sie wollen gut sein und gemocht werden.
Unglücklicherweise verbirgt sich hinter diesem Persönlichkeitsstil oft eine tiefe innere Unsicherheit. Das Selbstwertgefühl dieser Menschen ist gering. Sie hegen oft verborgene Vorbehalte gegen ihre Mitmenschen und Autoritätspersonen. Da es ihnen so wichtig ist, gemocht zu werden, verstecken sie meist ihre wahren Gefühle, Wünsche und Sehnsüchte. Sie versuchen, auch ihre Wut zu verstecken. Oft beschreiben sie sich selbst als „ruhige" und „furchtsame" Menschen.
Im Priesteramt neigen sie dazu, ihren Mangel an gesundem Selbstbewußtsein spirituell zu rationalisieren, indem sie über „heiligen Gehorsam" sprechen; darüber, dem Willen der anderen zu gehorchen. Die christliche Spiritualität schätzt echten Gehorsam und echte Selbstaufgabe am jeweils angemessenen Ort, doch diese zwanghaft abhängigen Menschen finden in ihrer exzessiven Selbstverleugnung keine Befreiung. Sie sind die Sklaven ihrer eigenen Ängste.
Ihr Persönlichkeitsstil ergänzt die anderen Warnsignale der fehlenden Beziehungen zu anderen Erwachsenen und des kindlichen Verhaltens. Fühlt ein Mensch sich seinen erwachsenen Altersgenossen unterlegen, versucht er dies unter Umständen dadurch zu verbergen, daß er sich freundlich und angepaßt verhält. Häufig glaubt er, sein wahres Selbst nicht zeigen zu können. Daher versucht er, so zu sein, wie es die anderen von ihm erwarten.
Diese Persönlichkeitsstörung verhindert es, daß der Betroffene die menschliche Nähe und Wärme erhält, die für ein gesundes Leben notwendig ist. Bricht eine solche Persönlichkeitsorganisation zusammen, wie es normalerweise irgendwann geschieht, kann sich das auf vielfältige Art manifestieren, auch im Bereich der Sexualität. Wer Kinder als sexuell zugänglich und attraktiv erlebt, begeht möglicherweise leicht eine sexuelle Straftat.

Erwachsene Kindesmißhandler können viele verschiedene Persönlichkeitsstile haben, doch dieser eine Typus scheint bei männlichen Priestern vorherrschend zu sein. Psychologen sollten während der psychosexuellen Befragung besonders darauf achten, ob es Zeichen dafür gibt, daß der Befragte sich übermäßig passiv, abhängig und angepaßt verhält. Das ist das letzte Warnsignal.

Ausbildung und Information ist erforderlich

Keines dieser Warnsignale bedeutet, wenn es unabhängig von den anderen auftritt, daß die betroffene Person notwendigerweise an Kindern sexuell interessiert sein muß. Es gibt beispielsweise viele scheue, introvertierte Menschen, die keine guten Kontakte zu Gleichaltrigen haben und dennoch nicht pädophil sind. Es gibt viele kindliche und naive Menschen, doch auch sie sind nicht zwangsläufig in Gefahr, Kinder sexuell zu mißbrauchen.

Zeigen sich bei einer befragten Person jedoch mehrere dieser psychischen Warnsignale, sollte man ernsthaft besorgt sein. Selbst wenn keine pädophile oder ephebophile sexuelle Orientierung vorhanden ist, besteht die Notwendigkeit für intensive psychotherapeutische Arbeit.

Kandidaten, die der Überzeugung sind, die Verpflichtung zu einem zölibatären Lebensstil werde ihnen helfen, ihre sexuellen Probleme loszuwerden, verfallen damit einem Irrtum. Wieviele Kindesmißhandler haben mir erzählt, daß sie dachten, ihr zölibatäres Priesteramt werde ihnen ihre Kämpfe mit der Sexualität ersparen! Viele von ihnen hatten während der ersten zehn bis fünfzehn Amtsjahre keine Probleme. Doch irgendwann machte sich ein unbewältigtes sexuelles Problem bemerkbar.

Es ist eine unbestreitbare Tatsache, daß eine detaillierte psychosexuelle Befragung ein wichtiger Teil der klinischen Untersuchung einer wegen sexuellen Mißbrauchs angeklagten Person ist. Eine vertrauliche, von einem erfahrenen Therapeuten durchgeführte Befragung ist wesentlich für den Gesamtprozeß.

Oft wird jedoch die Frage gestellt, ob es nicht eine Verletzung der Privatsphäre darstelle, alle Kandidaten für das Priesteramt und das Ordensleben einer intensiven psychosexuellen Befragung zu unterziehen. Ich bin der Meinung, daß die Bedürfnisse der Kirche und die Anforderungen des Amts dies heutzutage notwendig machen. Die heutige Generation ist an Offenheit auf dem Gebiet der Sexualität gewöhnt.

Idealerweise haben die Kandidaten ein gesundes Verhältnis zu ihrer integrierten Sexualität. Es sollte sich zeigen, daß sie sich ihrer sexuellen Orientierung bewußt sind und gut mit ihr leben können. In einer vertraulichen klinischen Befragung sollten sie in der Lage sein, offen und ehrlich über ihre Sexualität zu sprechen.

Ich zweifle, daß es jemals eine Patentlösung geben wird, mit der man alle potentiellen Kindesmißhandler wird identifizieren können. Die wichtigste Methode in einem Verfahren, mit dessen Hilfe das mögliche Risiko für sexuelle Straftaten festgestellt werden soll, ist die intensive psychosexuelle Befragung.

Die Qualität dieser Befragung wird unmittelbar von der Erfahrung und Ausbildung des Therapeuten abhängen, der sie durchführt. Gut ausgebildete und erfahrene Personen wissen um die Risikofaktoren für den sexuellen Mißbrauch von Kindern und sind in der Lage, diese im Verlauf der Befragung aufzuspüren. Therapeuten ohne diesen Hindergrund können sich dieselbe Befragung anhören, sind jedoch unfähig, irgendwelche Warnsignale zu erkennen.

Was wir heute brauchen, um unsere Probleme zu lösen, ist kein magisches Röntgengerät, sondern Ausbildung und Information. Therapeuten, die wegen Kindesmißbrauchs angeklagte Personen testen und Priesteramtskandidaten überprüfen, sollten die Durchführung von psychosexuellen Befragungen gelernt haben. Klinische Experten auf diesem Gebiet müssen die Früchte ihrer Erfahrungen mit anderen teilen. Die Führung von Kirche und Gesellschaft sollte diesen Prozeß erleichtern.

Selbst mit Hilfe von besserer Ausbildung und umfassender Information können wir nicht jeden Kindesmißbrauch verhindern. Allerdings dürfen wir einen deutlichen Fortschritt erwarten. Anstatt auf die Entwicklung besserer Testmethoden zu warten, können wir mit dem, was uns heute zur Verfügung steht, viel erreichen. Jetzt müssen wir anfangen.

Frank Valcour

Therapiemaßnahmen innerhalb des kirchlichen Rahmens für Menschen, die Kinder sexuell mißbraucht haben

Bei der Therapie von Kindesmißhandlern innerhalb des kirchlichen Rahmens hat es gute Fortschritte gegeben. Pädophilie und Ephebophilie sind ebenso behandelbar wie andere Störungen des Sexualverhaltens. Etliche kirchliche Institutionen haben erfolgreiche Maßnahmen dafür entwickelt.

In der traditionellen Fachliteratur finden sich nur wenig Hinweise auf die Behandlung von abweichendem Sexualverhalten. Vorhandene Studien kamen bisher zu eher pessimistischen Schlußfolgerungen. Es wurde weithin angenommen, daß die individuelle, erkenntnisorientierte Psychotherapie das erneute Auftreten von problematischen sexuellen Verhaltensweisen nicht unbedingt verhindern könne.

In den letzten Jahren hat man jedoch in verschiedenen Therapiezentren Erfahrungen gesammelt, die einen solchen Pessimismus keineswegs rechtfertigen. Eines dieser Zentren, das Saint Luke Institute, faßte im September 1989 die statistischen Daten von 55 Priestern zusammen, die Kinder mißbraucht und deswegen das Therapieprogramm des Instituts durchlaufen hatten. Die meisten Betroffenen nahmen an aktiven Nachsorgemaßnahmen teil. In dieser Gruppe gab es nach der Therapie keinerlei Rückfälle und keine neuen Anklagen. 32 der 55 Priester übten auf irgendeine Weise wieder ihren Dienst aus. Bei einigen dauerten die Folgemaßnahmen bis zu viereinhalb Jahren. Diese Erfolgsquote ist bemerkenswert. Der folgende Kommentar über die Behandlung von Pädophilie und Ephebophilie bei Kirchenleuten darf daher einen enthusiastischen und hoffnungsvollen Grundton haben.

Man muß sich vor Augen halten, daß es sich bei der großen Mehrheit der Kindesmißhandler, die sich im kirchlichen Dienst befinden – und die daher die Klientel des Saint Luke Instituts bilden – um Ephebophile handelt, die im allgemeinen psychisch intakter sind als der Durchschnitt derer, die man etwa in einem Gefängnis findet.

Trotz der positiven Ergebnisse der Therapieprogramme spricht man nicht von Heilung. Paraphilien (Störungen des Sexualverhaltens) werden generell als chronische, bleibende Verhaltensweisen angesehen. Auch ein erfolgreich behandelter Pädophiler wird immer noch die Anziehungskraft der von ihm als Sexualobjekte bevorzugten Menschen verspüren. Wir wissen nicht genau, wie diese Anziehungskraft entsteht. Ebensowenig wissen wir, wie wir sie beeinflussen können.

Dr. John Money erbringt überzeugende Beweise für die Wirkung biologischer Faktoren, wozu auch pränatale hormonelle Einflüsse gehören (Money, 1982). Auch Robert Stoller erforscht abweichendes Sexualverhalten. Er geht davon aus, daß spezifische paraphile Verhaltensweisen direkte Folgen bestimmter Erfahrungen sind, die der Betroffene in seiner Entwicklung gemacht hat (Stoller, 1975). Selbst der fanatischste Anhänger der biologischen Theorie kann sich keinen genetischen oder hormonellen Einfluß vorstellen, der das direkte erotische Interesse auf etwas so Spezifisches wie beispielsweise einen marineblauen hochhackigen Damenschuh lenken könnte.

Die jüngsten Behandlungserfolge sind wohl das Ergebnis der Überzeugung, daß abweichendes Sexualverhalten vielleicht nicht heilbar, aber doch behandelbar ist. So ist es definitiv möglich, zwanghafte, schädliche Verhaltensweisen abzulegen und ein Therapieprogramm zu durchlaufen, das Wege zu körperlicher, seelischer und geistiger Gesundheit aufzeigt. Ein ähnliches Behandlungsmodell wird bei Suchterkrankungen angewendet. Auch wenn die betroffene Person nur ab und zu ihr sexuelles Hingezogensein zu Jugendlichen auslebt und dieses Verhalten nicht als dauernden inneren Zwang empfindet, fühlt sie dennoch, daß sie keine Kontrolle darüber hat. (Es handelt sich hier um eine unvorstellbare Belastung, von der die meisten von uns verschont bleiben.) Achtsamkeit und die Annahme dieser Machtlosigkeit ist die Tür zu einem Zwölf-Schritte-Programm, das sich stark auf das Wissen und die Aktivitäten der Anonymen Alkoholiker beruft. Es gibt natürlich noch andere Behandlungswege. Doch der Erfolg dieser Methode rechtfertigt die Aufmerksamkeit, die ihr in diesem Kapitel zuteil wird.

Risikofaktoren

Zwar kennen wir keine einzelne auslösende Ursache der Pädophilie oder Ephebophilie, die Fachliteratur nennt jedoch eine Reihe von Risikofaktoren. Diese treten gehäuft bei Personen auf, die im Erwachsenenalter sexuelle Verhaltensstörungen entwickeln. Die Erfahrungen der Therapiezentren können die Angaben der Fachleute im allgemeinen bestätigen.

Zu diesen Risikofaktoren gehören:

1. Chromosomenabweichungen
2. angeborene Störungen
3. traumatische Kindheitserfahrungen
   a) körperlicher/seelischer Mißbrauch
   b) emotionale Traumata in der Entwicklung
   c) sexueller Mißbrauch
4. frühe und/oder starke sexuelle Aktivität
5. Ungewöhnliche Unterdrückung des sexuellen Bewußtseins
6. hormonelle Störungen
7. neurophysiologische Defizite.

Logischerweise sollte eine Beschreibung der Therapiemethode mit der Besprechung der Risikofaktoren beginnen, auch wenn einige von ihnen vielleicht erst im späteren Verlauf der tatsächlichen Therapie zur Sprache kommen. Manche können direkt behandelt werden, andere kann man nicht verändern, sondern nur akzeptieren, wobei es hilft, wenn man sie genau erklärt bekommt.

Ein Beispiel für einen nicht veränderbaren Risikofaktor ist das Vorhandensein einer Chromosomenabweichung. Am häufigsten findet man eine Veränderung des Geschlechtschromosoms, die zum sogenannten *Kleinfelter-Syndrom* führt (Chromosomenmuster XXY). Ein Mann mit dieser Chromosomenkonfiguration hat normalerweise kleine Genitalien mit im Rumpf verbliebenen oder in ihrer Form veränderten Hoden. Er hat ungewöhnlich lange Arme und manchmal vergrößertes Brustgewebe. Von etwa hundert dem Autor bekannten Kindesmißhandlern hatten drei diese Chomosomenabweichung. Bei zweien wurde sie unmittelbar mit den sexuellen Verhaltensstörungen in Verbindung gebracht. Wissen die Betroffenen von ihrer genetischen Konstellation, so können sie verstehen, daß ihr Verhalten einige unkontrollierbare Ursachen hat, die niemandes Schuld sind. Die Klarheit über die Risikofaktoren hilft, mit ihnen auf realistische Art und Weise umzugehen. Mit relativ einfachen Mitteln läßt sich beispielsweise vergrößertes Brustgewebe operativ entfernen, wodurch das Körpergefühl des Betroffenen deutlich verbessert werden kann.

Angeborene Bedingungen wie etwa eine Unterentwicklung der Genitalien wirken vermutlich indirekt auf das abweichende Sexualverhalten eines Menschen ein. Die gestörte Wahrnehmung des eigenen Körpers macht den Betroffenen leicht schüchtern. Er geht dann den Situationen aus dem Weg, in denen er sich etwa direkt mit anderen vergleichen oder mit ihnen im Wettbewerb stehen müßte und die für die normale Entwicklung typisch sind. Der Drang sexueller Gefühle und die Neugier des Heranwachsenden läßt sich unter Umständen gemeinsam mit jüngeren, weniger entwickelten und daher weniger furchteinflößenden Partnern leichter bewältigen. Hier kann sich ein bis ins Erwachsenenleben andauerndes Verhaltensmuster herausbilden. In der Psychotherapie sollte daher die Körperwahrnehmung und ihr Einfluß auf die Beziehungen zu Gleichaltrigen zur Sprache kommen.

Kindheitstraumata

Wird jemand auf das Vorhandensein von Pädophilie oder Ephebophilie hin untersucht oder wegen einer dieser Störungen behandelt, finden sich in seiner/ihrer Entwicklungsgeschichte häufig Zeichen für starken emotionalen Mangel und/oder körperlichen, seelischen oder sexuellen Mißbrauch. Der emotionale Mangel könnte die Folge des frühen Todes eines Elternteils sein, oder aber daraus resultieren, daß die Familie untragbar war, daß die Eltern sich scheiden ließen oder daß ein oder mehrere Familienmitglieder ernsthaft erkrankt waren.

Der körperliche oder seelische Mißbrauch, den der Kindesmißhandler in seiner eigenen Kindheit ertragen mußte, hat unter Umständen nicht viel anders ausgesehen als die Traumata, die bei anderen Menschen zu wieder anderen Verhaltensstörungen geführt haben. Eines ist jedoch auffällig: Viele Kindesmißhandler mußten Erfahrungen machen, die sie eines Teils ihrer Kindheit beraubt haben. Manche waren gezwungen, die Rolle eines Elternteils zu übernehmen (der vielleicht wegen seines Alkoholismus nicht in der Lage war, diese wahrzunehmen). Oft kommt es zu ungewöhnlichen Situationen, wenn etwa ein Jugendlicher seinen schwerbehinderten älteren Bruder oder seine Schwester zu pflegen hat. Sexuelles Fehlverhalten kann ein Versuch sein, dem Opfer die emotionale Anteilnahme zu geben, die der Täter im gleichen Alter niemals bekommen hat. Wenn ein Kindesmißhandler seine eigenen emotionalen Bedürfnisse zugeben, sie als rechtmäßig empfinden und ihnen auf angemessene Art Ausdruck verleihen kann, reduziert sich das Risiko, daß sie stereotyp und zwanghaft ausgelebt werden.

Mißbrauch in der Vorgeschichte

Sexueller Mißbrauch in der Vorgeschichte bedeutet für die Therapie sowohl Probleme als auch Chancen. „Behandle andere so, wie du behandelt worden bist!" So lautet ein hartnäckiges Gesetz der Persönlichkeitsentwicklung. Zwischen einem Drittel und der Hälfte der pädophilen und ephebophilen Priester und Ordensleute berichten während ihrer klinischen Behandlung davon, in ihrer Kindheit sexuell mißbraucht worden zu sein, nicht selten durch einen Priester. Häufig waren die Täter auch Verwandte, Freunde der Familie oder deutlich ältere (vier Jahre oder mehr) Jugendliche aus der Nachbarschaft. Sexueller Mißbrauch durch unbekannte Erwachsene kommt zwar vor, ist aber bei obiger Klientengruppe relativ selten.
Ein Mißbrauch in der eigenen Vorgeschichte führt zu Problemen, wenn der Täter ein freundlicher, helfender Mensch war. Derartig betroffene Klienten können nur schwer erkennen, welch schlimmes Leid ihnen das Erlebnis zugefügt hat.

Dadurch wird ihre eigene Leugnung gestützt. Sie geben nur schwer zu, daß auch sie ihren Opfern geschadet haben. Fühlen sich die Betroffenen jedoch verletzt und sind sie zornig darüber, so dienen diese Empfindungen als Erklärung und Rechtfertigung für die eigenen Mißbrauchshandlungen an Kindern.

Während der Therapie kann es geschehen, daß sich ein Klient an eine verdrängte Mißbrauchserfahrung erinnert. Ähnliches geschieht, wenn eine Erinnerung an merkwürdige Verhaltensweisen sich als tatsächlicher sexueller Mißbrauch erweist. Solche Erfahrungen verhelfen dem Klienten normalerweise zu einer klareren Sicht für die Bedeutung seines eigenen Verhaltens. Die meisten Priester und Ordensleute, die sich einer Therapie unterziehen, sind nicht amoralisch. Tatsächlich tendieren sie zu hyper-moralistischem Verhalten. Werden die Leugnung und die Erkenntnisstörungen bezüglich ihres Sexualverhaltens korrigiert, unternehmen sie gewöhnlich alles irgend Mögliche, um ein solches Verhalten in Zukunft zu vermeiden.

Unsere klinischen Erfahrungen haben ergeben, daß zur Entwicklungsgeschichte eines Kindesmißhandlers viele Erfahrungen gehören können denen zufolge sich der Betroffene als Opfer fühlt. Selbst wenn keine eindeutigen Mißbrauchserlebnisse vorliegen, empfindet er sich als Opfer der Kirche, der Medien und / oder der Justiz. Selbst die Therapie wird als Bürde oder Zwang wahrgenommen. Eine der wichtigsten Aufgaben ist es, den Betroffenen zu helfen, ihre eigene Mißbrauchsgeschichte durch Trauer- und Vergebungsarbeit zu heilen. Erst dann können sie die so lange benutzte Opferrolle aufgeben.

Weitere Faktoren

Frühe Erfahrungen. Das rechte Zeitmaß ist für die Entfaltung des biologischen wie auch des sozialen Lebens ein kritischer Faktor. Experimente haben ergeben, daß der Anteil der Androgene (der männlichen Sexualhormone) in bestimmten Phasen der Embryonalentwicklung das spätere Sexualverhalten und die sexuelle Orientierung beeinflußt. Im Wachstum und in der Entwicklung des Menschen gibt es für sexuelles Bewußtsein, Neugier und die Freude am Ausprobieren eine lose definierte Bandbreite von Normen. Schwierigkeiten mit der Integration der Sexualität treten normalerweise dann auf, wenn sehr frühe oder exzessive sexuelle Stimulation oder Aktivitäten stattgefunden haben, oder wenn es erst spät zu sexuellen Erfahrungen kam, bzw. diese auf unangemessene Weise unterdrückt wurden. Erstere Gegebenheiten führen häufig zu ausschließlicher Beschäftigung mit der Sexualität, zu einer Erotisierung aller Beziehungen und Kontakte. Letztere bescheren dem Betroffenen ein Erwachsenendasein, das von mangelhaft ausgeprägten Mechanismen der Unterscheidungskraft und Kontrolle geprägt ist. Oft ist es ziemlich schwer, diese Entwicklungsstörungen therapeutisch zu korrigieren. Bildung und Information, Verhaltensschulung, sowie die Offenheit gegenüber dem eigenen Bekanntenkreis sind notwendige Maßnahmen.

Hormonelle Störungen. Der Sexualtrieb hat sowohl eine bestimmte Richtung als auch eine bestimmte Intensität. Das Problem der Pädophilie/Ephebophilie dreht sich wesentlich um eine Umlenkung der normalen Richtung des sexuellen Interesses. Die Triebintensität kann diese Schwierigkeit noch verstärken. Im direkten Zusammenhang hiermit stehen die Testosteronwerte im Blut. Mit Hilfe von anti-androgenen Medikamenten können erhöhte Testosteronwerte gesenkt werden. Hierüber wird im folgenden noch genauer berichtet werden. Unauffälligere hormonale Abweichungen sind häufig schwerer auszugleichen. Weiß der Patient über sie und über ihren Einfluß auf seine Verhaltensstörungen Bescheid, werden dadurch seine selbstzerstörerischen und selbstquälerischen Neigungen gebremst.

Neuropsychologische Defizite. Die Neuropsychologie beschäftigt sich mit dem Zusammenhang zwischen Gehirn und Verhalten. Das menschliche Gehirn ist Mittler von Verhaltensweisen und subjektiven Erfahrungen. Die Gruppe der klinisch untersuchten Priester und Ordensleute, die Kinder mißbraucht hatten, zeigte einen ungewöhnlich hohen Anteil meßbarer Abweichungen der spezifischen Hirnfunktionen. Manchmal handelt es sich hierbei nur um minimale Defizite, manchmal um größere. Sie können auch so schwerwiegend sein, daß die abstrakte Denkfähigkeit völlig fehlt, die zur Reflexion des eigenen Verhaltens ebenso nötig ist wie dazu, herauszufinden, wodurch bestimmte Verhaltensweisen hervorgerufen werden und wie man sie ändern kann. In solchen Fällen helfen Supervision und eine schützende Umgebung; es gibt jedoch keine wirksame Behandlung. Bei weniger ernsten Fällen gibt es wirksame Kompensationsstrategien.

Bei der erfolgreichen Therapie von Pädophilen und Ephebophilen müssen zwei klinische Phänomene deutlich artikuliert und ihr Vorhandensein ständig überprüft werden. Es handelt sich hierbei um die *Leugnung* und die *Gegenübertragung*.

Leugnung. Man kann Leugnung als die Unfähigkeit definieren, die Tatsachen der eigenen Erfahrungen und des eigenen Verhaltens und/oder die Bedeutung dieser Tatsachen zu akzeptieren. Für sich selbst gesehen ist die Leugnung kein pathologisches Symptom. Sie gehört zur normalen menschlichen Erfahrung und ist einer von vielen „Abwehrmechanismen." Diese sorgen dafür, daß störende, bedrohliche oder auf andere Weise unakzeptable Wahrnehmungen nicht in unser Bewußtsein dringen. Wir brauchen diese Abwehrmechanismen – wozu auch die Leugnung gehört –, damit wir unseren Alltag bewältigen können. Eine allgemein bekannte Erfahrung der Leugnung ist vielleicht die Art und Weise, wie wir auf eine Gefahrensituation reagieren. Der Schrecken der unmittelbaren Todesgefahr wird hier erst dann wahrgenommen, wenn die Gefahr bereits vorbei ist. Ein anderes Beispiel ist die Ungläubigkeit, mit der man oft auf die Nachricht vom Tod eines geliebten Menschen oder auf die Diagnose einer lebensgefährlichen Krankheit reagiert. Ist der Betroffene bereit, sich auf die Tatsachen einzulassen, verschwindet diese anfängliche Ungläubigkeit (Leugnung). Dieser Verteidigungsmechanismus hilft uns, die emotionale Stabilität zu bewahren, die wir für unser Alltagsleben brauchen.

In einigen Situationen wird das, was den Menschen eigentlich schützen soll, zu einer zerstörerischen Kraft. Besonders bei Suchterkrankungen wird dies sichtbar. Wer alkoholabhängig ist, erkennt häufig als letzter die Probleme, die der Alkohol in seinem Leben verursacht. Zu sexuellen Verhaltensstörungen gehört fast immer ein Element der Leugnung, besonders bei Menschen, die Kinder sexuell mißbrauchen.

Der Kern der Leugnung des Kindesmißhandlers ist seine Überzeugung, daß seine Neigung und sein Tun nicht primär sexuell orientiert seien. Oberflächlich betrachtet erscheint dies absurd. Wie kann ein vierzigjähriger Erwachsener einen fünfzehnjährigen Jugendlichen an den Genitalien streicheln und nicht wissen, daß er damit eine sexuelle Handlung begeht? Man kann diese Art der Leugnung zu verstehen beginnen, wenn man darüber nachdenkt, was hier auf emotionalem und psychischem Gebiet eigentlich auf dem Spiel steht.

Nehmen wir einmal an, Pater X kommt im Alter von fünfzehn Jahren in die Klosterschule. Bis zu seiner Ordination mit sechsundzwanzig Jahren hilft ihm niemand dabei, seine normalen menschlichen sexuellen Impulse kennenzulernen und anzunehmen. Nach fünfzehn Jahren eines arbeitssüchtigen Lebens beerdigt er seine Mutter. Sie war diejenige gewesen, die ihm die meiste emotionale Bestätigung für seine Berufung gegeben hatte. (Ein Drittel seiner Kommilitonen hat das Priesteramt bereits verlassen.) Pater X ist ein schüchterner Mensch, der mit Jugendlichen besser zurechtkommt als mit Erwachsenen, besonders mit denjenigen jungen Menschen, die sich nach einer Beziehung zu einem Erwachsenen sehnen, die nicht von Mißbrauch und Ablehnung geprägt ist. Die anderen Pfarrer und die Gemeindemitglieder sind froh, daß er sich mit einer Altersgruppe beschäftigt, die viele für verwöhnt, verantwortungslos und unangenehm halten. Auf einer kurzen Reise mit einer Gruppe von Teenagern ist die Unterkunft überbelegt. Man teilt sich die Betten, um Kosten zu sparen. In der Nacht wird Pater X von Trauer, Erschöpfung und Einsamkeit überwältigt. Er umarmt den Jugendlichen neben sich und beginnt ihn zu streicheln. Am anderen Morgen erschrickt er zutiefst und sieht Karriere, Ansehen, Berufung und Priesteramt in Frage gestellt. Eine Möglichkeit, diese unerträgliche Gefahr zu vermeiden, ist es, die schlimme Tat als etwas anderes zu betrachten, als sie eigentlich war: als gut, vielleicht sogar als lobenswert. „Vielleicht war es nichts Sexuelles. Vielleicht war es einzig das Bedürfnis nach Trost.“

Eine solche Denkstörung ist wohl die häufigste Form der Leugnung bei Priestern und Ordensleuten, die Kinder mißbraucht haben. „Es war keine Lust, es war Zuneigung.“ Die Leugnung des sexuellen Interesses und seiner Befriedigung wird typischerweise rational untermauert. Diese alternative Erklärung seines Verhaltens hilft dem Betroffenen, seine Verwirrung zu kompensieren.

Auch andere Rationalisierungen leugnen die erotischen Intentionen: „Es war ein Spiel, ein Ringkampf, eine Kabbelei.“ „Es war sachlich begründet. Er machte sich große Sorgen um die Größe seiner Genitalien, also habe ich ihn untersucht um ihm zu versichern, daß er normal ist.“ „Es ging um seine Gesundheit. Er klagte über Rückenbeschwerden, also habe ich ihm eine Ganzkörpermassage gegeben, damit er sich entspannen konnte.“

Es gibt kompliziertere Rationalisierungsversuche, die oft auf ungenauen Wahrnehmungen und Annahmen beruhen. „Sexuelle Handlungen mit Jungen sind nicht so sexuell wie solche mit Mädchen.“ „Er hat mich verführt, die Motivation ging von ihm aus.“ Wie kann man die Leugnung von der direkten Lüge unterscheiden? Hierauf gibt es zwei Antworten: Manchmal ist es unmöglich, und manchmal macht es keinen Unterschied, ob man es kann.

Die Therapie beginnt mit einem Angriff auf die Leugnung/die Lüge. Die Betroffenen müssen zur Einsicht gebracht werden, daß ihr Umgang mit den Jugendlichen sexueller Natur gewesen ist und diesen tatsächlich oder potentiell Schaden zugefügt hat. Der erste Schlag gegen die Festung der Leugnung ist gewöhnlich die Intervention des Vorgesetzten oder Ordensoberen. Oft muß sich der Betroffene erst dann mit der Realität auseinandersetzen, wenn ihm gesagt wird, daß andere – die Opfer oder ihre Familien – sein Verhalten als schädlich empfunden haben. Einigen bringt diese Intervention Erleichterung. Ihre Leugnung hat begonnen zusammenzubrechen, sie empfanden bereits den Konflikt zwischen an-

gemessenen menschlichen Bedürfnissen und einem unangemessenen Umgang mit ihnen.
Druck und gegenseitige Unterstützung im Rahmen einer Gruppe ist für die Arbeit am Leugnungsverhalten unbedingt nötig. Der eine Kindesmißhandler erkennt am anderen die Vorwände und Ausflüchte, die alle sagen: „Es ist nicht so." Hinzu kommt das Element der Identifikation und Hilfe. *Die Freiheit, mit einem anderen Menschen über eine Sache sprechen zu können, die man bisher mit niemandem teilen konnte, kann ein großer Schritt auf dem Weg der Heilung sein.*
Eine Verfeinerung der Gruppendruck-/Gruppenhilfe-Situation ist das Führen eines „Verhaltensbuchs". Ein einzelner berichtet der Gruppe von Mitbetroffenen über die Entwicklung seiner Sexualverhaltensstörung von ihrem allerersten Beginn bis zur Gegenwart. Um etwas zu bewirken, muß diese Darlegung völlig ehrlich sein. Es soll viel beschrieben und wenig erklärt werden. Die Zuhörer können dann dem Erzähler mitteilen, wie sie seinen Bericht empfunden haben: wie wahrheitsgemäß er ihnen vorkam, wie sehr er ihrer Meinung nach das Verhaltensproblem durchschaut hat, welche Gebiete ihnen zweideutig zu sein schienen, und so fort. Ruft man sich seine beschämendste Erfahrung ins Gedächtnis und stellt sich vor, wie man sich darüber in aller Demut dieser Zerbrochenheit mit Gleichgesinnten austauscht, kann man sich denken, was für ein intensives, kraftvolles Mittel dieses Therapieelement sein kann.
Das Leugnungsverhalten kann abnehmen, wenn man die richtigen Informationen bekommt. Den Kindesmißhandlern fehlt oft jegliches Wissen über die normale Entwicklung der Sexualität. Bedient man sich der Methode der Konfrontation, kann man wissenschaftliche Berichte über die schwerwiegenden Folgen des sexuellen Mißbrauchs einsetzen, um dem Täter zu verdeutlichen, wie schlimm sein Verhalten ist. Stärker noch wirkt die Konfrontation, wenn man dem Täter die Aussagen der Opfer vorliest und dadurch seine Leugnungsmechanismen durchbricht. Die nötigen Unterlagen sind jedoch oft nicht verfügbar, besonders wenn Anklage und Prozeß noch nicht weit fortgeschritten sind.
Wie erkennt man, daß die Untergrabung der Leugnung er-

folgreich zu sein beginnt? Die zur klinischen Beurteilung verwendeten Kriterien sind nicht alle gleich verläßlich. Gibt ein Klient gegenüber seinem Therapeuten oder dem Therapeutenteam Dinge preis, die aus anderen Quellen nicht zu erschließen waren, die er also noch nie zuvor geäußert hat, so ist dies ein gutes Zeichen dafür, daß die Leugnung neutralisiert wurde. Ein weiteres Signal ist es, wenn der Klient in der Lage ist, das zum Fehlverhalten führende Ritual oder Verhaltensmuster zu erkennen und zu erklären und gleichzeitig die Bereitschaft zeigt, dieses Muster aktiv zu durchbrechen. Das erwünschte Ergebnis der Therapie ist die totale Bereitschaft des Klienten, alles nur mögliche zu tun, um niemals mehr ein Kind zu verletzen. Diese „Bereitschaft aus ganzem Herzen" zu erkennen, ist nicht einfach. Es bedarf weitreichender klinischer Erfahrungen und Belege dafür, daß der Klient mitfühlend und menschlich zu handeln in der Lage ist.

Gegenübertragung. Dieser Fachausdruck wird verschieden interpretiert. Hier geht es dabei um die emotionalen Reaktionen, die der Klient während der Behandlung *beim Therapeuten* auslöst, besonders um Reaktionen auf die Probleme oder die Pathologie des Klienten. Wer Kindesmißhandler therapiert, muß sich bewußt vor Augen halten, daß seine Patienten abscheuliche Taten begangen haben. In den Augen der Gesellschaft, sogar der Gesellschaft eines Gefängnisses, sind diese Menschen „die Niedrigsten der Niedrigen". Die gesellschaftliche Ablehnung wirkt häufig stark auf das Selbstbild des Klienten ein. Dies manifestiert sich jedoch meist als Verdrängung, besonders zu Anfang der Therapie.
Die meisten Therapeuten sind moralische Menschen und gesetzestreue Bürger und neigen daher dazu, auf Kindesmißhandler genauso zu reagieren wie der Rest der Bevölkerung: mit Ablehnung und Entsetzen. Leugnet ein Therapeut diese Reaktionen, so ist er meist nicht in der Lage, erfolgreich mit solchen Patienten zu arbeiten. Das Annehmen dieser Gefühle bedeutet jedoch noch lange nicht, daß sie auch bewältigt sind. Um die eigenen Vorurteile zu überwinden, muß der Therapeut die Risikofaktoren gut kennen und sich bemühen,

die Entwicklung des Fehlverhaltens jedes individuellen Klienten zu durchschauen. Mit der Zeit und mit seiner wachsenden Erfahrung wird der Therapeut hoffentlich eine ausgeglichene Perspektive erlangen. Er oder sie wird erkennen, daß das kriminelle Verhalten des Klienten zwar entsetzlich ist, aber nicht das ganze Maß des Wertes seiner Person sein kann. Einen Menschen anzunehmen bedeutet nicht notwendigerweise gleichzeitig seine Taten anzunehmen.
Eine weniger offensichtliche Gegenübertragung ist es, das Fehlverhalten zu ignorieren oder seine Gefährlichkeit herunterzuspielen. Es ist normal, daß der Therapeut sich auf die Seite der Klienten stellt, sich in sie hineinversetzt und ihnen zu helfen versucht. Wie bereits erwähnt, waren viele Täter selbst Opfer sexuellen Mißbrauchs. Die meisten tendieren dazu, sich in der Opferrolle zu sehen, entweder auf sexuellem oder auf anderem Gebiet. In ihrem Eifer, den Klienten zu helfen, unterliegen die Therapeuten möglicherweise der Versuchung, sich mit der Opferrolle des Patienten zu verbünden. Dadurch kann der konfrontative, „harte aber herzliche" Standpunkt, der zur Arbeit mit der Leugnung des Klienten benötigt wird, ernsthaft in Gefahr geraten. Leugnung und Gegenübertragung sind in der Therapie eng verbunden. Beide Probleme werden *nie* ganz gelöst. Wichtig ist es, ihre Hartnäckigkeit zu erkennen und ständig bereit zu sein, ihren Einfluß wahrzunehmen und entsprechend zu handeln.

Psychotherapeutische Arbeit

Untersucht man Leugnung und Gegenübertragung, so führt dies zu einer allgemeineren Betrachtung der psychotherapeutischen Arbeit mit unserer Klientengruppe. In der Vergangenheit war man davon ausgegangen, daß individuelle, erkenntnisorientierte Psychotherapie nicht ausreichend in der Lage sei, Rückfälle in die sexuellen Verhaltensstörungen zu verhindern. Die damaligen Ergebnisse ähnelten dem Versuch, Alkoholiker oder andere Drogenabhängige ausschließlich mit Einzeltherapie zu behandeln. Der theoretische Grundgedanke entbehrte nicht einer gewissen Logik: „Wenn man herausfindet, warum sie das tun, und wenn man sie verändert, sollte das unerwünschte Verhalten aufhören." Doch Logik ist nicht alles.

Das Zwölf-Schritte-Programm

Vor über fünfzig Jahren entstand mit den Anonymen Alkoholikern (AA) ein neuer, erfolgreicher Ansatz. Das Trinken selbst war das Problem, nicht die unzähligen Begründungen, die die Trinker dafür gaben. Die Erkenntnisse von Jahrzehnten und die Philosophie der AA schufen das sogenannte Zwölf-Schritte-Programm zur Heilung (siehe Anhang). Die dazugehörige Spiritualität führt jene, die sich damit identifizieren können, zur Umkehr und Erneuerung. Die wesentlichen Aspekte des Zwölf-Schritte-Programms wurden in Therapiemodelle zur Behandlung von sexuellen Verhaltensstörungen eingebracht.

Über das Konzept der „Sexabhängigkeit" gibt es eine klinische Kontroverse. Noch handelt es sich dabei nicht um einen offiziellen Fachbegriff, doch einige Therapiezentren verwenden das „Suchtmodell" mit Erfolg. Der Einsatz des Zwölf-Schritte-Programms erfordert weder die subjektive Zulassung des Begriffs „Sexsucht", noch die Beantwortung der theoretischen Frage, ob eine solche Abhängigkeit tatsächlich existiert.

Wir wählen uns unsere sexuelle Orientierung nicht selbst und haben daher über diesen Aspekt unserer Erfahrungen keine Macht. Das heißt nicht, daß wir für unser Tun nicht verantwortlich sind. Der Pädophile kann sich die Anziehungskraft, die ein Kind auf ihn ausübt, nicht einfach wegwünschen. Akzeptiert er diese Tatsache, führt dies vielleicht dazu, daß er sich der Möglichkeit einer helfenden Instanz außerhalb seiner selbst (einer höheren Macht) und seiner Hoffnung auf diese Hilfe bewußt wird. Im dritten Schritt überläßt sich der Betroffene dieser heilenden Kraft, sei es Gott, eine Gemeinschaft oder Therapiegruppe, ein Therapiezentrum oder eine Kombination von allem.

Nie jedoch gibt es eine vollkommene Annahme des Problems,

eine vollkommen bewußte Wahrnehmung der Hilfen, eine vollkommene Hingabe an den Heilungsprozeß. Aber der Klient kann sich jetzt einer Psychotherapie öffnen, die, so ist zu hoffen, im Einklang mit dem Zwölf-Schritte-Programm arbeitet.

Häufige Probleme in der Therapie

Die psychotherapeutische Arbeit mit Kindesmißhandlern umfaßt beinahe alle Dimensionen des menschlichen Lebens. Folgende Aspekte sind jedoch besonders häufig:
- Idealisierung der Familie, des religiösen Lebens, des Selbst
- Autoritätskonflikte
- Kontrollprobleme
- Abscheu vor sich selbst
- Bedürfnis nach Vergebung

Idealisierung. Obwohl die Täter dazu tendieren, sich selbst als Opfer zu sehen, idealisieren sie häufig ihre Familien oder ihren Entwicklungshintergrund. Hierbei werden oft die ungünstigen Umstände harmloser dargestellt als sie in Wirklichkeit waren. (Ein Mann, der vor seinem Highschoolabschluß etwa zwanzigmal umziehen mußte, sagte, es sei nicht schlimm gewesen, weil die Familie immer ein schönes Haus gehabt habe.) Vielleicht wird die Motivation derer, die unverantwortlich handelten, bestätigt. („Ja, mein Vater hat oft zuviel getrunken, aber wir haben immer gewußt, daß er uns liebt.“) Die Fähigkeit, Schmerz und Konflikte auszuhalten, ist von Familie zu Familie sehr unterschiedlich ausgeprägt. Manchmal werden die unerfüllten Bedürfnisse und der dadurch ausgelöste Schmerz einfach nicht zugegeben. Die Psychotherapie will weder Schuldzuweisungen noch Entschuldigungen hervorrufen, sondern dem Betroffenen helfen, die Realitiät seiner persönlichen Geschichte zu akzeptieren und besser zu verstehen, wie er sich daran anpaßt und damit umgeht.
Wer in der Lage ist, sich seinem Kindheitstrauma zu stellen, kann in der Therapie eine neue Perspektive gewinnen, noch

vorhandene Widerstände erkennen und lernen, zu vergeben. Wurde der Täter selbst als Kind mißbraucht, ist die Erinnerung, die Betrachtung und das Loslassen des Schmerzes ein wesentlicher Schritt auf dem Weg zur Befreiung und kann die Arbeit am eigenen Fehlverhalten ermöglichen.

Autoritätskonflikte. Die meisten Priester und Ordensleute, die Kinder mißbrauchen, tun dies mit Heranwachsenden. Jüngste Forschungen deuten darauf hin, daß ihre eigene psychosexuelle Entwicklung auf dem Niveau des Jugendlichen steckengeblieben sein könnte. Dafür spricht auch die Tatsache, daß viele von ihnen ernsthafte Autoritätskonflikte haben. So haben sie beispielsweise ein heftiges Verlangen nach Beachtung, Bestätigung und Zuneigung seitens ihres Bischofs, empfinden diesen aber zur gleichen Zeit als übermäßig kontrollierend und unterdrückend. Auch im Therapiezentrum kommt es häufig zu solchen Autoritätskonflikten. Die Klienten schimpfen und beschweren sich über die Therapeuten, reagieren jedoch mit Wut oder regressiver Furcht, wenn diese wegen Krankheit oder Urlaub einmal abwesend sind. Hier fehlt eine reife Wahrnehmung des Vorhandenseins von Autorität als einer Lebenstatsache, die zu jeder sozialen Struktur gehört. Man muß mit ihr mittels ehrlicher Kommunikation umgehen und die verschiedenen Rollen und Verantwortungen gegenseitig anerkennen.

Kontrollprobleme. Im Zusammenhang mit Autoritätskonflikten steht eine starke Beschäftigung mit Kontrolle. Eine schwache Selbstwahrnehmung, Mißtrauen gegenüber Autoritäten und Erfahrungen des Verletztwerdens können leicht dazu führen, daß der Betroffene glaubt, es sei zu gefährlich, anderen Menschen zu vertrauen. In Beziehungen treten an die Stelle der spontanen Interaktion ein streng rollenbestimmtes Verhalten oder Manipulationsstrategien. Eine therapeutische Umgebung kann dies dem Betroffenen bewußt werden lassen. Das auslösende Verhalten wird beschrieben, alternative Verhaltensweisen können vorgeschlagen und ausprobiert werden.

Abscheu vor sich selbst. Zu Beginn der Therapie versucht der Klient vielleicht, Therapeuten und Mitklienten zu beeindrucken. Hier werden häufig folgende Verhaltensweisen beobachtet: anderen hilfreich sein, andere unterhalten, oder sich nicht mit der Gruppe identifizieren („Es ist falsch, daß ich hier bin"). In der Psychotherapie eröffnen sich dem Klienten häufig tiefe Gefühle der Schuld und des Abscheus vor sich selbst. Ein gutes Ergebnis ist es, wenn es dem Klient gelingt, sein Fehlverhalten abzulehnen, sich selbst aber immer noch als legitimes menschliches Wesen wahrzunehmen, das von Gott und von anderen Menschen geliebt wird.

Bedürfnis nach Vergebung. Die wirksame Auflösung der Leugnung wird den Täter hoffentlich direkt mit dem durch ihn verursachten Leid konfrontieren. Im Fall eines Priesters erstrecken sich die leidvollen Konsequenzen nicht nur auf das einzelne Opfer, sondern auf die Familie des Priesters, seine Vorgesetzten, seine Gemeinde oder seinen sonstigen Arbeitsplatz, und auf die gesamte Kirche. Es ist ein gutes Zeichen, wenn der Täter zugeben kann, auch denjenigen zumindest potentiell geschadet zu haben, die sich nicht beklagt haben und die nicht vor Gericht gegangen sind. Dies führt notwendigerweise zu einer Suche nach Vergebung und, wo es möglich ist, zu Wiedergutmachungen. Ein Zeichen für diesen Therapiefortschritt ist das ruhige, wenn auch schmerzliche Annehmen der negativen Konsequenzen des eigenen Verhaltens.

Weitere Behandlungsgebiete

Neben der direkt auf die sexuellen Verhaltensstörungen ausgerichteten oder damit in Zusammenhang stehenden Therapie müssen sowohl die gegenwärtigen Umstände angesprochen werden, wie auch die möglicherweise stark unterentwickelten Aspekte einer ausgeglichenen seelischen Gesundheit. Bei vielen Pädophilen und Ephebophilen wird nicht nur eine einzige psychiatrische Störung diagnostiziert. Neben der sexuellen Störung können Drogenmißbrauch, Eßstörungen

oder Depressionen existieren. Hier ist eine sorgfältige Diagnose vonnöten. Sämtliche Störungen müssen behandelt werden, wenn der Klient ein gesundes und glückliches Leben führen soll. Andererseits kann die rechte Perspektive und der Sinn für die Prioritäten rasch verlorengehen, wenn der Kindesmißhandler denkt, er sei wegen Eßstörungen in Behandlung.
Drogenmißbrauch ist ein wichtiges Thema, da Alkohol und andere Drogen enthemmend wirken. Für den alkoholkranken Pädophilen/Ephebophilen ist es unbedingt wichtig, abstinent zu leben. Es wäre jedoch eine gefährliche Vereinfachung, anzunehmen, der Alkoholismus sei die Ursache der sexuellen Abweichung. Selbstverständlich haben nicht alle Alkoholiker Probleme mit ihrem Sexualverhalten.
Die oben erwähnte Abscheu vor sich selbst ist möglicherweise die emotionale Untermauerung einer Selbstvernachlässigung, die mit der Zeit zur Gewohnheit werden kann. Häufig sind die Betroffenen kaum in der Lage, normale menschliche Aktivitäten wie Essen, Körperpflege und ausreichend Bewegung zu bewältigen. Das enge Zusammenleben in einer therapeutischen Gemeinschaft bringt oft die Vernachlässigung dieser Aspekte des Alltagslebens zutage.
Eine komplexere Organisation des Freizeitverhaltens ist unabdingbar. Langfristiger oder häufiger Kontakt mit Jugendlichen ist den in Therapie befindlichen Pädophilen oder Ephebophilen nicht erlaubt. Viele von ihnen haben ihre Freizeit ausschließlich mit Jugendlichen verbracht. Erlernen sie jetzt keine neuen Aktivitäten, wird der Heilungsprozeß von schwerer Gefühlsverarmung begleitet und schließlich dadurch zerstört werden.
Unterentwickelte Aspekte der Persönlichkeitsstruktur der Klienten bedürfen oft viel Aufmerksamkeit und Arbeit. Die für einige Phasen des Jugendlichenalters typische „Schwarz-oder-weiß-“, „Alles-oder-nichts“-Mentalität muß überwunden werden. Zögerliches Verhalten oder Schüchternheit im zwischenmenschlichen Bereich kann mit Hilfe eines Selbstsicherheitstrainings abgebaut werden.
Wir alle haben unsere Grenzen, wenn es um Beziehungen und um die Nähe zu anderen Menschen geht. Aus einem

arbeitsamen Einsiedler wird nun mal kein Salonlöwe. Zum Reifeprozeß gehört auch das Experimentieren und die kritische Betrachtung der eigenen Person, um das ganz persönliche Niveau für Intimität und menschliche Nähe zu finden. Grundlage hierfür ist es, unser menschliches Bedürfnis nach Zuneigung als legitim zu erkennen. Die Therapie bietet Gelegenheiten, den Aufbau von Beziehungen zu üben. Kindesmißhandler haben gewöhnlich kaum Beziehungen zu Gleichaltrigen. Ein wachsendes Selbstbewußtsein hilft, Freundschaften aufbauen zu lernen und dabei den Überblick zu behalten.

Depo-Provera

Die hohen Rückfallquoten bei Kindesmißhandlern haben in der Vergangenheit dazu geführt, daß immer drastischere Behandlungsmethoden ausprobiert wurden. Einige Untersuchungen bei Wiederholungstätern belegen einen teilweisen Erfolg mit Hilfe der Kastration. In den Vereinigten Staaten und in Kanada wurde diese Methode jedoch nicht sehr oft angewendet.

Seit Mitte der siebziger Jahre steht durch anti-androgene Medikamente eine Form der „chemischen Kastration“ zur Verfügung, die wieder rückgängig gemacht werden kann. Frühe Untersuchungen bei Straftätern zeigen bemerkenswerte Ergebnisse bezüglich der Vermeidung von Rückfällen. Die Erfolgsquote lag bei über neunzig Prozent. Man kann überzeugend argumentieren, daß sich Priester und Ordensleute hinsichtlich ihrer Persönlichkeitsstruktur, Lebensgeschichte und klinischer Vergangenheit deutlich von der dort untersuchten Personengruppe unterscheiden. Die meisten in den Vereinigten Staaten therapierten Priester und Ordensleute sind nicht vorbestraft. Der Erfolg der anti-androgenen Medikamente zwingt fast dazu, sie auch für die Behandlung von Priestern und Ordensleuten in Erwägung zu ziehen.

Das am häufigsten zur Reduzierung des Sexualtriebs und des Appetits verwendete anti-androgene Medikament ist das als Injektion verabreichte Medroxy-Progesteron-Azetat (Depo-Provera). Oral eingenommenes M.P.A. ist weniger verläßlich und hat mehr Nebenwirkungen. Cyproteron-Azetat (Androcur) zeigte gleichfalls positive Ergebnisse, ist jedoch momentan in den Vereinigten Staaten nicht erhältlich.

Depo-Provera ist von der staatlichen Food and Drug Administration genehmigt und wird zur Behandlung von bestimmten Krebserkrankungen bei Frauen eingesetzt. Daneben wirkt es als Verhütungsmittel. Bei Männern senkt es deutlich die Testosteronwerte. Dies beruht auf verschiedenen Mechanismen, wozu die Induktion von auf die Metabolisierung des Testosteron einwirkenden Enzymen ebenso gehört wie das Unterbinden eines von der Hypophyse an die Hoden geschickten hormonellen Signals. Das Medikament hat möglicherweise auch einige zentrale Effekte, das heißt, es wirkt direkt auf das Gehirn ein. Bisher ist dies zwar reine Spekulation, doch ein unspezifischer, emotional beruhigender Effekt wurde in klinischen Untersuchungen beobachtet.

Verläßlichere Informationen existieren über ein deutliches Abnehmen des Sexualtriebs, der sexuellen Erregung und, was am wichtigsten ist, des Auslebens der sexuellen Energie. Personen, die das Medikament einnehmen, berichten über weniger erotische Träume, weniger körperliche Erregung und das angenehme Gefühl, den Sexualtrieb kontrollieren zu können. Viele beschreiben diese Wirkungen als ein Gefühl der Freiheit. Es ist, als seien sie von einer großen Last erleichtert worden, die sie jahrelang tragen mußten.

Manchmal kann man einen paradoxen Effekt beobachten. Einigen Betroffenen wird dabei deutlicher bewußt, welche Personen auf sie sexuell anziehend wirken. Vor der Medikamenteneinnahme hielten diese Menschen ihr Verhalten durch eine beinahe völlige Unterdrückung ihres sexuellen Interesses und Bewußtseins unter Kontrolle. Da nun der innere Druck, unangemessene Handlungen zu begehen, auf ein kontrollierbares Maß reduziert ist, dürfen die Phantasien und Wahrnehmungen, die bisher für zu gefährlich gehalten worden waren, ins Bewußtsein treten. Dieses Gefühl der Sicherheit erlaubt es, in der Therapie diese Dimension des eigenen Ich zu erforschen und so ein reiferes Gefühl des Verständnisses und der Integration zu erlangen.

Depo-Provera ist ein klinisch interessantes Medikament. Doch obwohl es im Rahmen eines Behandlungsprogramms äußerst nützlich ist, ist es kein Wundermittel. Wie jedes Medikament wirkt es am besten, wenn der Behandelte seine positiven Effekte kennt und sich die Behandlung wünscht. Bespricht man den möglichen Einsatz von Depo-Provera mit dem Patienten, gewinnt man daraus häufig wichtige Informationen. Wer sich bereits stark mit seinem Problem auseinandergesetzt hat, ist meist bereit, alles zu probieren, was ihm helfen kann, sein Fehlverhalten einzudämmen. Ein solcher Patient betrachtet das Medikament als hilfreiches Mittel und kümmert sich relativ wenig um die Mühe mit der Einnahme oder um mögliche Nebenwirkungen.

Wer das Wesen und das Ausmaß seiner Störung noch nicht völlig akzeptiert hat, wird versuchen, Argumente gegen das Medikament anzuführen. Solche Patienten sehen die Anwendung als „Experiment", beschäftigen sich übermäßig mit den Nebenwirkungen und verlangen, eine zweite ärztliche Meinung einzuholen. Jedem, der sich in medizinische Behandlung begibt, steht dieses Recht zu, diese Patienten wenden sich allerdings bevorzugt an Ärzte, die mit dem Einsatz von Depo-Provera nicht vertraut sind und über die Behandlung von sexuellen Verhaltensstörungen kaum etwas wissen.

Depo-Provera hat Risiken und Nebenwirkungen, die dem potentiellen Patienten vorher erklärt werden müssen. Ernsthafte Folgen können hoher Blutdruck, erhöhte Blutzuckerwerte und ein erhöhtes Risiko für Phlebitis (Venenentzündung) sein. Liegen bereits solche Erkrankungen vor, muß der Nutzen des Medikaments genau gegen das Risiko der Verschlimmerung abgewogen werden. Jeder Fall ist anders. Es gibt keine allgemeingültige Formel, die diese schwere Entscheidung erleichtern könnte. Man muß sich daran erinnern, worum es hier geht. Die Gesellschaft nimmt den sexuellen Mißbrauch von Kindern sehr ernst. Er wird normalerweise als Straftat angesehen und kann schwere Gefängnisstrafen zur Folge haben. Manchmal kann man sich vielleicht zu Recht fragen, ob ein einzelner etwas, das der Gesellschaft so eindeutig nützt, überhaupt ablehnen darf.

Weniger ernste Nebenwirkungen sind Gewichtszunahme,

Kälteempfindlichkeit, vorübergehende Müdigkeit und Nachtschweiß. Wöchentlich injizierte Dosen zwischen 200 und 300 mg haben normalerweise kaum Nebenwirkungen. Der Prozeß wird mittels Laboruntersuchungen und klinischer Tests überwacht. Nachdem ein Patient das Medikament einige Monate lang genommen hat, kann das Intervall zwischen den Injektionen häufig auf zwei oder drei Wochen ausgedehnt werden, ohne daß viel von der Wirkung verlorengeht. Die sekundären Geschlechtsmerkmale werden kaum in Mitleidenschaft gezogen. Es kommt nicht zum Verlust der Barthaare, die Stimme wird nicht höher, die allgemeinen Interessen verändern sich nicht. (Dem Autor ist bekannt, daß zwei ältere Herren ihre Körperbehaarung verloren haben, doch scheint es sich hier um die Beschleunigung eines normalen Alterungsprozesses zu handeln.)

Es ist schwer zu sagen, wie lange ein Patient Depo-Provera einnehmen sollte. Das Mittel scheint am geeignetsten für die Patienten zu sein, die an den jeweiligen Extremen der möglichen Skala stehen. Zunächst handelt es sich hierbei um diejenigen am gesunden Ende, die ihre Störung verstehen, sexuell abstinent leben wollen und bereit sind, alles nur mögliche dafür zu tun. Die andere Gruppe von Patienten hält ihr Problem für gering, tut so wenig wie möglich für ihre Heilung und sieht eher die *Therapie* als Problem an, nicht ihr Fehlverhalten. Für erstere ist Depo-Provera ein nützliches Hilfsmittel. Für letztere ist es möglicherweise das einzige, das sie davon abhält, ihren Trieb hemmungslos auszuleben.

Gewinnt eine Person größere Klarheit, verändert sich auch die relative Bedeutung der verschiedenen Elemente des Therapieprogramms. Bei einigen spielt Depo-Provera nach zwei, drei oder mehr Jahren der sexuellen Abstinenz nur noch eine geringe Rolle. Wird das Einnahmerisiko hierdurch nicht mehr gerechtfertigt, sollte die Einnahme beendet werden. Ein Zeichen für gesunde Nüchternheit ist die Bereitschaft des Betroffenen, diese Veränderung offen und ehrlich mit seinem Arzt zu besprechen. Werden allerdings einseitige Entscheidungen getroffen oder wird der Arzt unter Druck gesetzt, die Dosis zu verändern oder das Medikament abzusetzen, dann ist Vorsicht geboten.

Nachsorge

Geht man davon aus, daß Pädophilie und Ephebophilie behandelbare, jedoch unheilbare Störungen sind, so ist ein Nachsorgeprogramm unbedingt notwendig. Dadurch sollen nicht nur die in der Therapie erreichten Fortschritte aufrecht erhalten werden, sondern immer mehr Lebensbereiche des Patienten positiv beeinflußt werden. Die Anonymen Alkoholiker beschreiben den Heilungsablauf so: Im ersten Jahr erholen sich die Betroffenen physisch, im zweiten emotional und im dritten spirituell.

Wendet man das Zwölf-Schritte-Programm auf die Heilung sexuell abweichender Praktiken mit Kindern an, so entdeckt man bei den Kindesmißhandlern normalerweise wenig körperliche Schäden. Hier kommt es vielmehr zu einer etwas verzögerten und weniger dramatischen Entwicklung des Wohlbefindens. Möglicherweise fühlt sich ein Betroffener erst im zweiten oder dritten Jahr der sexuellen Abstinenz wirklich wohl. In jedem Fall muß man sich stets um die Verhinderung von Rückfällen und um die Stärkung der körperlichen, seelischen und geistigen Gesundheit bemühen.

Die Klienten sollten nach der ersten Therapiephase einen deutlich formulierten und genau verstandenen Plan haben, etwa in Form eines Vertrags oder eines anderen schriftlichen Dokuments, das sie anderen zeigen können. Es handelt sich hierbei um eine Stellungnahme, in der sie darlegen, wie sie ihre sexuelle Verhaltensstörung bewältigen wollen. Hierzu sollte auch die Beschreibung bestimmter Verhaltensweisen gehören. Diese können sowohl der Betroffene als auch Beobachter von außen in ihren jeweiligen Ausprägungen erkennen. Bei diesen Beobachtern handelt es sich vielleicht um Freunde, Verwandte, kirchliche Vorgesetzte oder geistliche Begleiter. Werden sie gebeten, den Betroffenen bei der Nachsorge zu unterstützen, so werden sie Teil einer äußeren, verläßlichen Hilfsstruktur. Wer von einer Therapie profitiert hat, weiß, wie wichtig diese Verläßlichkeit ist. Er oder sie wird eine solche Struktur weder als Unterdrückung noch als Kontrolle empfinden, sondern als mitfühlend und hilfreich.

Zu einem guten Verständnis der eigenen Paraphilie gehört

auch ein Wissen um die Umstände und Verhaltensweisen, die das Risiko bergen, daß das Fehlverhalten ausgelebt wird. Manchmal nennt man diese Indikatoren „Keime“. Hat man die Möglichkeit, die eigenen „Keime“ mit einer unterstützenden Gruppe zu besprechen, wird die regressive Tendenz unterbrochen, bevor es zu problematischen Verhaltensweisen kommt. Folgt man einem klar definierten Programm, wird das Risiko für einen Rückfall minimal.

Ergebnisse und Prognosen

Bei Priestern und Ordensleuten, die Kinder sexuell mißbraucht haben, gibt es im allgemeinen exzellente Behandlungsergebnisse. Bis September 1989 waren im Saint Luke Institute 55 Kindesmißhandler in Behandlung. Die meisten von ihnen begaben sich danach in aktive Nachsorgeprogramme. Bei keiner dieser Personen wurden Rückfälle oder neue Anklagen berichtet. Sogar, wenn man davon ausgeht, daß es zu Vorfällen kam, die nicht bekannt gemacht wurden, ist diese Statistik bemerkenswert. *Pessimistische Ansichten über die Wirksamkeit einer Therapie sind schlichtweg ungerechtfertigt.* Allerdings sollte man diese Zahlen nicht fehlinterpretieren. Einige der Betroffenen leben zwar sexuell abstinent, sind jedoch stark gestört. Manchmal sind die Risikofaktoren oder Persönlichkeitsdefizite so schwer zu handhaben, daß die Betroffenen anderen Menschen wenig zu geben haben, sobald ihre grundlegenden Bedürfnisse im Rahmen ihrer kontinuierlichen Heilung erfüllt wurden. Der großen Mehrheit brachte die Annahme und die Therapie ihrer Störung jedoch neue seelische und geistige Gesundheit.
Kann der ehemalige Täter jemals wieder zum Priesteramt zugelassen werden? Etwa 32 der oben erwähnten 55 Personen üben in irgendeiner Form wieder aktiv ihren Dienst aus. Gewöhnlich gibt es hierbei einige Einschränkungen, die einerseits die Gefühle der Öffentlichkeit beruhigen und andererseits dem Betroffenen helfen sollen, riskante Situationen zu vermeiden. Diejenigen, die ihr Amt nicht ausüben, befinden sich meist zwangsweise in dieser tatenlosen Situation.

Sollen Priester oder Ordensleute, die Kinder mißbraucht haben, nach einer erfolgreichen Therapie wieder zum Amt zugelassen werden, so ist dies eine schwerwiegende und komplizierte Entscheidung. Einige kirchliche Vorgesetzte entscheiden sich angesichts dieser Entscheidungslast dafür, dem Rat der Paragraphentreuen zu folgen: „Kein Risiko eingehen!" Diese Extremhaltung erkennt jedoch nicht, daß es keine einzige Entscheidung gibt, die risikolos ist.
Selbst, wenn der Bischof oder Superior den Betroffenen mit Einschränkungen zum Amt zulassen will, benötigt er ein offizielles Gutachten der Therapieeinrichtung, in dem das Rückfallrisiko bewertet wird. Auch hier kann keine Garantie abgegeben werden, die Verläßlichkeit eines solchen Gutachtens wird aber dadurch unterstrichen, daß beim Betroffenen folgende Faktoren vorhanden sind:
1. Die Kenntnis und Akzeptanz des eigenen Zustandes und des Ausmaßes der Störung, was sich durch die Fähigkeit manifestiert, diese einem Vorgesetzen mit einfachen Worten zu beschreiben.
2. Die verläßliche Bereitschaft, alles Notwendige zu tun, um das erneute Auftreten des Fehlverhaltens zu vermeiden. Dazu gehört auch, daß sich der Betroffene an die Empfehlungen der Therapieeinrichtung für seine weitere therapeutische Betreuung, seine Lebensumstände etc. hält. Diese Bereitschaft wird am besten schriftlich dokumentiert, wobei man auf bestimmte Verhaltensweisen Bezug nimmt. Sofern der Betroffene durch sein Verhalten für sein Versprechen zeugt, können auch Außenstehende dies erkennen und überprüfen.
3. Ein so genaues Wissen um die eigenen Risikofaktoren, daß der Betroffene diese aufzählen und einer anderen Person beschreiben kann. Natürlich muß ausgeschlossen werden, daß es bei der Arbeit zu Situationen oder Begegnungen kommen kann, wodurch der Betroffene oder eine andere Person in Gefahr gerät.
4. Die Bereitschaft, einer kleinen Gruppe gegenüber die Art und das Ausmaß der eigenen Störung darzulegen, und so um Unterstützung und Überprüfung des eigenen Verhaltens zu bitten. Zu dieser Gruppe könnte ein Pfarrer oder geistlicher Begleiter, ein Familienmitglied oder Vorgesetzter gehören.

5. Die Teilnahme am formellen Nachsorgeprogramm der Therapieeinrichtung.

Der Diözese oder dem Orden wird empfohlen, eigene Richtlinien für die Wiederzulassung zum Dienst zu formulieren und bekanntzumachen. Die obengenannten Faktoren sollten hierbei ebenso berücksichtigt werden wie Möglichkeiten zur Überprüfung der Verläßlichkeit. Hierfür kommen regelmäßige Treffen mit dem Personalchef in Frage, die Weitergabe von Informationen an den Superior und die Teilnahme eines Delegierten desselben an einer unterstützenden Gruppe. Werden diese Richtlinien öffentlich bekanntgemacht und streng befolgt, entwickeln sie sich zu einem „allgemeinen Standard". Ein Superior, der diesem Standard entsprechend handelt, kann nur schwer der Verletzung seiner Aufsichtspflicht beschuldigt werden.

Da die Therapieerfolge bei sexuellen Verhaltensstörungen immer mehr bekannt werden, bitten einzelne Priester und Ordensleute schon von sich aus um eine Beurteilung und/oder um Therapiemaßnahmen. Das ist eine hoffnungsvolle Entwicklung. Wenn ein Bischof oder Superior all diejenigen, die sich an Kindern vergangen haben, einfach entläßt, wird dieser Prozeß gestoppt. Kein Priester wird um Therapie bitten, wenn das automatisch dazu führt, daß er seines Amtes enthoben wird.

Philosophisch betrachtet standen Mitgefühl, Vergebung und Heilung stets im Zentrum des Geistes und der Aufgabe der Kirche. Diejenigen, die sich wirklich mit ihren sexuellen Verhaltensstörungen auseinandergesetzt haben, haben uns viel zu sagen und sind Zeugen für die Authentizität des Ostermysteriums. Ihr Weg aus einem Leben der Lüge durch das Tal der Selbstvorwürfe und der tiefsten Demut bis hin zu einem neuen, durch Vergebung ermöglichten Leben weckte in ihnen Kräfte, die man nicht ignorieren sollte. Nicht zuletzt gehört dazu die Möglichkeit, denjenigen, die mit ähnlichen Nöten zu kämpfen haben, Hoffnung zu machen.

Viele haben die Kirche wegen ihrer strengen und unrealistischen Haltung zu sexuellen Fragen kritisiert. Der Autor ist der Meinung, daß die Kirche bezüglich der Pädophilie und Ephebophilie eine fortschrittliche, aufgeschlossene Position einnimmt. Die alte Taktik des Vertuschens und Verbergens wurde aufgegeben. Ein aufgeklärter seelsorglicher Umgang mit Opfern und Tätern ist die Norm. Unterstützt und anerkennt die Kirche die erfolgreich therapierten Priester und Ordensleute, indem sie sie in angemessener Form wieder zum Amt zuläßt, so kann sie dadurch ein prophetisches Zeugnis ablegen.

Anhang

Das Zwölf-Schritte-Programm der Anonymen Sexsüchtigen

1. Wir haben zugegeben, daß wir keine Macht über unsere Lust hatten – daß unser Leben unbewältigbar geworden war.
2. Wir gelangten zu der Überzeugung, daß eine Kraft, größer als wir selbst, uns heilen könne.
3. Wir entschieden uns, unseren Willen und unser Leben der Hilfe Gottes zu überlassen – *Gott, wie wir Ihn verstehen.*
4. Wir machten eine sorgfältige und furchtlose Inventur unseres Inneren.
5. Wir gaben Gott, uns selbst und einem anderen Menschen gegenüber die exakte Art unserer Verfehlungen zu.
6. Wir waren bereit dazu, uns von Gott all diese Charakterfehler nehmen zu lassen.
7. Wir baten ihn demütig darum, unsere Verfehlungen zu beseitigen.
8. Wir machten eine Liste all der Personen, denen wir geschadet hatten und waren bereit, ihnen Wiedergutmachungen zu leisten.
9. Wir machten unseren bei ihnen angerichteten Schaden wieder gut, soweit dies möglich war, außer wenn dadurch sie selbst oder andere verletzt werden konnten.
10. Wir setzten unsere persönliche Inventur fort und gaben sofort zu, wenn wir wieder Fehler gemacht hatten.
11. Wir suchten durch Gebet und Meditation bewußten Kontakt zu Gott, *wie wir Ihn verstehen*. Wir beteten nur darum, Seinen Willen zu erkennen und um die Kraft, ihn auszuführen.
12. Nachdem wir durch die vorausgegangenen Schritte gei-

stig erwacht waren, bemühten wir uns, diese Prinzipien auf alle Lebenslagen anzuwenden und auch anderen Sexsüchtigen diese Botschaft zu bringen.

Literatur:

Money, John: *Love Maps, Clinical Concepts of Sexual / Erotic Health and Pathology, Paraphilia, and Gender Transposition in Childhood, Adolescence, and Maturity*. New York: Prometheus Books, 1988.

Stoller, Robert J.: *Perversion: The Erotic Form of Hatred*. Washington D.C.: American Psychiatric Press, Inc. 1975.

*Anonym**

Bericht eines Priesters, der Kinder mißbraucht hat

In den achtziger Jahren wurde ich verurteilt und verbrachte 14 Monate in einem Gefängnis der untersten Sicherheitsstufe. Ich kenne einen Priester, der für 20 Jahre ins Arbeitslager mußte. Sie wollten an ihm ein Exempel statuieren.
Als ich ins Gefängnis kam, hatte ich völlig naive Vorstellungen. Ich dachte, ich sollte dort „gebessert" werden. Jeder weiß, daß Kindesmißhandler psychologische Behandlung und das verhaltensorientierte Umfeld einer Gruppe brauchen, damit ihr Tun wirklich aufgedeckt, angeschaut und verändert wird, damit es nie wieder passieren kann.
Doch im Gefängnis gab es gar nichts. Überhaupt kein Programm – nur den Haß, die Verachtung, die reine Grausamkeit, Leute, die dich anschauen und sagen: „Das ist der Priester, der Fummler." Nach diesem Kommentar war ich einige Tage lang völlig fertig. Ich wollte niemals wirklich wahrhaben, was ich war. Es jagte mir Angst ein, weil es genau das war, was ich nicht sein wollte. Ich wollte das Ganze so weit wie möglich von mir wegschieben. Es durfte einfach nicht wahr sein, daß ich das getan habe.
Ich wußte, daß ein solches Verhalten meinem Wesen überhaupt nicht entsprach. Mein wahrer Charakter war anders. So wurde die Lüge meines Lebens aufgedeckt. Es fiel mir sehr schwer, diese Lebenslüge anzunehmen: die Tatsache, daß ich ein Kindesmißhandler war. Ich bin einfach weggegangen und habe ganze Tage in meinem Zimmer verbracht.
Ich zog mich zurück und lernte, mich um meine eigenen Angelegenheiten zu kümmern. Ich bin klein, daher mußte ich den anderen aus dem Weg gehen, denn ich bin nicht

*(Anmerkung der Herausgeber: Dieser Beitrag stammt von einem Priester, der wegen sexuellen Mißbrauchs von Kindern verurteilt wurde. Wir danken ihm für seinen Mut und die Ehrlichkeit, uns seine Erfahrungen mitzuteilen.)

kräftig genug, jemanden fortzustoßen, wenn er mich angreift. Es gab da einen ziemlich schlimmen Kerl. Er haßte mich. Er hat mir nie etwas getan, sonst hätte man ihn in ein Gefängnis der obersten Sicherheitsstufe zurückgeschickt. Schließlich wurde er entlassen und lebte dann in der Nähe meiner Arbeitsstelle (meine Strafmaßnahme sah vor, daß ich tagsüber außerhalb des Gefängnisses arbeitete). Er sah mich und versuchte, mich mit seinem Auto zu überfahren. Spott und Haß können aus dir einen völlig anderen Menschen machen.
Natürlich hat niemand mich umgebracht. Aber sie haben mit mir gespielt. Einmal hat mir der Leutnant befohlen, mit einem riesigen Mann ein Zimmer im oberen Stockwerk zu teilen. Ich ging hoch und stand ihm gegenüber. Er sagte: „Was willst du hier?" Mein Herz schlug wie rasend, denn ich wußte, er konnte mich mit links erledigen. Ich sagte: „Der Leutnant hat mir gesagt, daß ich hier einziehen soll." „O.K.," sagte er, „du gehst jetzt wieder nach unten und sagst dem Leutnant, daß du in dieses Zimmer nicht reinkommst." Ich war so verängstigt, daß ich ins Sicherheitsbüro ging und meine Botschaft ablieferte. Der Leutnant sagte: „Seit wann bestimmt der denn, was hier passiert?" Die anderen Offiziere lachten. Sie wußten, er würde wütend darüber werden, daß sie mich nach oben schickten. Sie spielten mit mir.
Ich mußte ständig aufpassen. Doch es gab auch Menschen, mit denen ich zurechtkam. Ich freundete mich mit einem Zimmergenossen an, der wegen Totschlags einsaß. Er fragte mich, ob ich mit ihm das Zimmer teilen wolle. Er war ein netter Kerl. Ich mochte ihn von Anfang an. Er sah sauber aus und hatte offenbar Hirn im Kopf. Vorher hatte ich mit einem anderen Kindesmißhandler zusammengelebt. Ich mochte ihn nicht. Ich mochte ihn ganz und gar nicht.
Mit den meisten Wächtern kam ich gut klar. Ich glaube, für viele von ihnen beruhte das auf Gegenseitigkeit. Sie wußten, ich würde nichts anstellen, das sie in Schwierigkeiten brächte. Nur einer der Leutnants hatte etwas gegen mich. Ich glaube, er hatte gegen alle etwas, er war immer voller Wut und wollte jeden aufhängen, der ihm begegnete.
Eines Tages kam ich zu spät von der Arbeit zurück. Es war Karfreitag. Ich hatte angerufen und einem anderen Leutnant

gesagt, daß ich später kommen würde, doch er hatte vergessen, es seinem Kollegen zu erzählen, demjenigen, der mich nicht mochte. Als ich zurückkam, sagte der Offizier an der Pforte: „Wo waren Sie? Der Leutnant sucht Sie schon." Mir sank das Herz.

Als der Leutnant zurückkam, rief er mich in sein Büro und sagte: „Das war's, Junge. Pack deine Sachen. Du verschwindest hier. Du bleibst keine Minute länger in diesem Haus." Auf seinem Schreibtisch lagen die Handschellen. Zwei Offiziere kamen herein, um mich abzuführen und mich in ein Gefängnis der höchsten Sicherheitsstufe oder sonstwohin zu bringen.

Die Offiziere waren ziemlich mitfühlend. Sie konnten nicht verstehen, warum der Leutnant sich so sehr an dieser Sache festbiß. Er glaubte mir zuerst nicht, doch schließlich entschied er, den anderen Leutnant zu rufen, und der sagte: „Ja, natürlich, er hat angerufen und gesagt, daß er später kommen wird." Ich erhielt keine Entschuldigung. Ich stand nur herum, bis einer der anderen Offiziere bat, daß ich gehen könne.

Das war die höllischste und furchtbarste Sache, die ich je erlebt habe ... die Verachtung und der Haß. Zum ersten Mal in meinem Leben fühlte ich mich völlig außer Kontrolle. Ich war das Opfer eines entsetzlichen Systems, in dem niemand auch nur ein Fünkchen Interesse dafür hatte, wer ich war, was ich war oder wo ich war. Ich wußte nicht mal, was sie mit mir tun würden. Es war mein schlimmster Karfreitag. Schwarz, wirklich schwarz. Ich konnte mich an nichts mehr festhalten.

Später erfuhr ich, daß besagter Leutnant versucht hatte, über die Tochter seiner Freundin herzufallen. Die Freundin ging damit in die Öffentlichkeit. Vermutlich hätte man ihn wegen Vergewaltigung anklagen können. Solches Wissen war gefährlich.

Bitte um Therapie

Im Gefängnis bat ich um Therapie. Ich wußte, wenn man einen Kindesmißhandler einsperrt, dann hat man eben einen eingesperrten Kindesmißhandler. Man heilt ihn nicht und seine innere Wut wird doppelt so groß wie vorher. Er hat bereits ein geringes Selbstwertgefühl. Nun wird ihm jede Chance genommen, wieder auf die Beine zu kommen. Ich habe um die Therapie mit aller Macht gekämpft. Das Gericht gewährte mir zwei Therapiesitzungen pro Woche. Der Leutnant war davon überrascht. Ich auch.

Einmal pro Woche ging ich zu einer Selbsthilfegruppe von SLAA (Sex and Love Addicts Anonymous, anonyme Sex- und Liebessüchtige) und in ein Zentrum für pastorale Beratung. Die SLAA-Treffen waren eine emotionale Atempause für mich. Dort gab es Hilfe. Dort erfuhr ich Mitgefühl und Verständnis für mein Schicksal – dafür, sexuell von Kindern abhängig zu sein, und dafür, als Kind selbst sexuell mißbraucht worden zu sein.

Es war für mich wie eine Sucht. Ich hatte keine Kontrolle mehr darüber. Das fing langsam an. Es war wie das, was man über die Kokainsucht hört. Du nimmst eine Dosis, dann zwei, dann drei und vier. Ich konnte das wirklich nicht kontrollieren.

Auch wußte ich nicht, daß ich mich in einem Abhängigkeitsprozeß befand. Es war unbegreiflich. Viele Menschen können es kaum glauben. Manchmal kann ich es selbst kaum glauben – ich war ein rationaler, gebildeter Mensch und habe diesen schrecklichen Mißbrauch und Verrat nicht als solchen wahrgenommen. Dafür bezahle ich jetzt am meisten. Die Leute sagen, ich hätte wissen müssen, wie entsetzlich es war. Ich hätte wissen müssen, was ich diesen Kindern antat. Ich hätte wissen müssen, daß dieses Verhalten nichts mit dem Priestertum zu tun hat, nicht einmal mit dem Menschsein. Ich wußte es nicht. Ich wuchs in einer gefühlsarmen Umgebung auf, in der sexueller Mißbrauch zur Tagesordnung gehörte.

Die Ablehnung, die ich von Freunden und Verwandten erfahre, ist schwer zu ertragen. Man hat mir meine Taten nicht verziehen. Leute, mit denen ich jahrelang gesunde und enge Beziehungen unterhalten habe, stoßen mich fort. Sie können mit dieser Wirklichkeit nicht umgehen. Sie können es einfach nicht glauben, daß ich all das tun konnte und nicht wußte, was ich tat.

Es war wie ein schleichendes Gift in mir. Es hatte mein Leben vergiftet und jetzt vergiftete ich das Leben anderer Menschen und wußte nicht, wie entsetzlich das war. Ich möchte am liebsten aus mir heraus und in eine andere Person hineinschlüpfen. Ich möchte jemand anders sein, denn diese Wahrheit in mir ist einfach furchtbar. Es lähmt mich. *Ich habe das getan.* Ich habe es getan ... ich, der tolle Kerl, der großartige Priester, der Menschenfreund. Ich habe das getan.

Ich kann es einfach nicht glauben. Ich kann nicht glauben, daß ich mich in eine Lage gebracht habe, die mich mein ganzes Leben kostet. Die Gesellschaft hält mich in diesem Zustand fest, und ich tue es auch. Zwar bin ich nicht mehr im Gefängnis, aber immer noch ein Gefangener.

Ich weiß nicht, warum ich es tat. Ein Mensch, der für mich eine Autoritätsperson war, hat es mir erlaubt. „Es war in Ordnung," hat er gesagt, und niemand hat mir etwas anderes erzählt. Aus Opfern werden Täter. Niemand kann von außen in das Leben des Opfers hineinschauen und sehen, was da vor sich geht. Es kann nicht offen gezeigt werden. Es geschah im Dunkel. Es geschah im Dunkel meines Lebens.

Ich war damals etwa zwölf oder dreizehn Jahre alt. Die Kinder in meiner Nachbarschaft trafen sich zum gemeinsamen Masturbieren. Ich tat es wahrscheinlich heftiger als die anderen. Ich war so sehr gefühlsverarmt und hungerte nach Beachtung. Meine Freunde hatten gerne Sex mit mir. Das war unsere gegenseitige Verbindung.

Der Pfadfinderführer war für uns wie der Rattenfänger von Hameln. Er war ein wundervoller Mann. Er wußte viel. Er war handwerklich und künstlerisch begabt, malte und schnitzte und konnte alles, was zwölfjährige, kreativ interessierte Burschen mochten. Ich ging zu ihm.

Er nahm mich zu Konzerten mit. Ich brachte ihn mit nach Hause. Wir besuchten gemeinsam Museen – Kunstmuseen,

wissenschaftliche Ausstellungen. Ich wollte sogar, daß meine Mutter ihn heiratete.
Er war ein kultivierter Mensch. Auch ich bin ein Ästhet. Er und seine Interessen zogen mich magisch an. Viele der jungen Menschen, mit denen ich befreundet war, waren auch seine Freunde. Ich wollte mit ihnen und mit ihm zusammensein. Auf diese Weise entwickelte sich unsere Beziehung.
Wochenlang habe ich darüber nachgegrübelt, wie es eigentlich passiert ist. Was war der Wendepunkt? „Okay, du darfst das mit mir tun," sagte ich, als er mich anfaßte. Wann war das geschehen? Ich kann mich nicht erinnern. Ich kann mich wirklich nicht erinnnern. Vermutlich war ich emotional völlig ausgehungert und sehnte mich nach einem Mann in meinem Leben. Daher erkannte ich nicht, was eigentlich geschah. Mein Vater war fort und meine Mutter hatte nichts mit der ganzen Angelegenheit zu tun (sie arbeitete immer). Als dieser Mann sich für mich zu interessieren begann, flippte ich aus. Die Beziehung war berauschend für mich.
Wir gingen zelten – eine Gruppe von uns (unser Durchschnittsalter war sechzehn). Rückblickend kann ich jetzt das ganze Durcheinander erkennen. Er gab uns Wein zu trinken, und auf den Pfadfinderlagern hatten wir diese üppigen Festessen, mit Hummern und Austern. Er füllte uns mit Alkohol ab. Er selbst war ebenso betrunken wie wir.
Ich fühlte mich bei all dem nicht wohl; besonders der körperliche Mißbrauch machte mir zu schaffen. Ich war überall wund, wenn ich nach Hause kam. Meine Hoden schmerzten, mein Penis schmerzte und meine Brust auch, weil er auf mir gelegen hatte. Damals wollte ich unbedingt von ihm beachtet werden. Ich fühlte mich geborgen, anerkannt, zärtlich gestreichelt. Er unterstützte mich. Das war mir wichtiger als der Schmerz.
Meine Mutter hörte mir sowieso nicht zu. Ich wußte, ich konnte ihr gegenüber meinem Schmerz keinen Ausdruck geben. Andere, die sich mit Liebe und Nähe auskannten, beachteten mich mehr als sie. Wir waren arm. Meine Eltern trennten sich, als ich zehn war. Mein Vater war sehr wütend auf meine Mutter, daher hatte ich jahrelang Angst vor ihm. Als meine Mutter mir sagte, daß wir fortgingen, brach ich

zusammen und begann zu weinen. Sie sagte: „Du darfst nicht so weinen. Du mußt jetzt der Mann im Haus sein."

Große Jungen weinen nicht

Das ließ mich aufrecht stehen wie einen Soldaten. Zu diesem Zeitpunkt schloß ich meine Gefühle ein. Ich durfte nicht mehr weinen. Plötzlich erkannte ich, daß ich mich nicht nur um mich selbst kümmern mußte, sondern auch um meine Mutter, meinen Bruder und meine Schwester. Große Jungen weinen nicht.

Ich wurde der Berater meiner Mutter, ihr Gatte, Freund, Helfer, Analytiker, Beschützer. Sie ist eine sehr abhängige Frau. Sie gibt sich unabhängig, doch sie ist sehr abhängig. Ich war für ihr Wohlbefinden verantwortlich. Ich war ein Elternkind. Mit meinem geringen Wissen „beelterte" ich mich selbst und den Rest der Familie.

Es war hart. Auch meine Mutter hatte ein fürchterliches Leben. Ich empfinde immer noch Groll gegen meine Großmutter. Sie ließ es zu, daß meine Mutter von ihrem alkoholabhängigen Stiefvater sexuell mißbraucht wurde und nicht nur einmal, sondern zweimal von ihm schwanger wurde. Einmal hätte ich ja verstanden, aber zweimal?!? Das war ungeheuerlich. Meine Mutter bekam zwei Kinder von ihm, eins als sie sechzehn und eins als sie achtzehn war. Sie sorgte nur deshalb dafür, daß ihr Stiefvater ins Gefängnis kam, weil sie bemerkte, daß er auch ihre jüngeren Geschwister zu mißbrauchen versuchte. Dieses dunkle Familiengeheimnis brachte mich meiner Großmutter, die auch meine Patin ist, nicht näher.

Alles lief furchtbar systematisch ab. Bis zum heutigen Tag sind die meisten meiner Tanten und Onkel ebenso kaputt wie ihre Kinder. Ich kenne meine beiden Halbschwestern nicht. Es war eine Überraschung für mich, als ich herausfand, daß ich in meiner letzten Gemeinde nicht mehr als zwei Häuserblocks von dem Ort entfernt lebte, wo meine Mutter diese Kinder bekommen hatte. Damals stand das Leben meiner Mutter meinem eigenen Schrecken direkt gegen-

über. Auch meine Mutter mußte als Kind die Aufgaben ihrer Eltern erfüllen. Manchmal frage ich mich, ob mein Onkel das Kind meiner Mutter ist. Das würde mir die Luft wegnehmen. Es fällt mir schwer, in dieses verrückte System zurückzugehen. Ich kann diese Wirklichkeitsferne nicht mehr mitansehen. Als ich das letzte Mal nach Hause ging, wollte ich meine Mutter allein treffen. Als ich ankam, saß meine Großmutter in der rückwärtigen Veranda. Es war eine Überraschung. Zwar war sie durch die ganze Geschichte herzkrank geworden, und ich war ihr Lieblingsenkel, doch weder fühlte ich mich bei ihr wohl, noch wollte ich ihr Liebling sein. Ich hatte immer das Gefühl, daß im Hintergrund etwas ablief, was ich nicht verstand.
Rückblickend merke ich, daß sie mich manipuliert hat. Sie wollte wohl viel mehr von mir als ich ihr geben konnte. Ich verstand nicht, worum es ihr eigentlich ging. Die Männer in meiner Familie haben es schwer. Sie werden von den Frauen verschlungen. Sie werden manipuliert. Ich hatte genug Probleme mit den Manipulationen meiner Mutter. Wenn etwas Gutes in meinem Leben geschah, sagte sie: „Das verdienst du nicht." Sie machte mich herunter, sooft sie konnte, und immer „im Spaß." Jeder lachte darüber, nur ich war am Boden zerstört. Sie konnte es nicht ertragen, daß jemand Erfolg hatte.
Als ich meine Großmutter in der Veranda traf, wollte ich höflich sein und fragte, wie es ihr ginge. Im Haus sagte meine Mutter zu mir: „Du bist nicht sehr nett zu deiner Großmutter." Ich sagte: „Mutter, was soll ich denn noch tun? Ich habe sie gefragt, wie es ihr geht." Dabei dachte ich: „Mutter, mach' es mir nicht so schwer. Es ist schwierig genug für mich, überhaupt hier zu sein." Meine Mutter sagte: „Ich verstehe nicht, warum du deine Großmutter so schlimm behandelst. Sie hat dir nie etwas getan. Sie liebt dich. Für sie bist du der Beste der Familie."
An diesem Nachmittag sagte ich zu meiner Großmutter: „Ich bin wütend auf dich. Ich bin zornig über viele Dinge, die mit mir passiert sind und die ich nicht verstehen kann. Ich weiß nicht, was mit unserer Beziehung geschehen soll. Ich weiß es einfach nicht." Ihre einzige Antwort war: „Sieh zu, daß du

nicht mehr in Schwierigkeiten kommst." Sie hörte meinen Schmerz nicht. Ich ging weg, traurig und weinend.
Als ich in Therapie war, rief mich der Pfadfinderführer zweimal an. Er hatte die Nummer von meiner Mutter bekommen. Sie wußte nicht, daß er mich mißhandelt hatte. Als sie es erfuhr, fing sie beinahe zu schreien an. Bei seinem ersten Anruf fragte er mich, wie es mir ginge. Damals wußte ich noch nicht, daß er teilweise für meine Tat mitverantwortlich war. Er war mitverantwortlich dafür, daß ich an diesem Ort war. Noch war mir das nicht klar. Ich war nur etwas schockiert, daß er mich anrief, und gleichzeitig froh darüber. Er bedeutete mir unendlich viel. Das Gespräch war kurz. Die Dinge, mit denen ich mich damals beschäftigte, bereiteten mir viel Schmerz.
Zur Zeit seines zweiten Anrufs fing ich gerade an zu erkennen, daß ein Großteil meines Verhaltens auf ihn zurückzuführen war. Ich begann zu verstehen, wie ich zum Opfer geworden war. Ich schrie ihn am Telefon an. Er wußte nicht, was zu diesem Zeitpunkt in mir vorging.
Ich fragte ihn: „Tust du es noch?" „Nein," sagte er, „ich habe damit aufgehört, weil ich Angst habe, Schwierigkeiten mit der Polizei zu bekommen." Er hatte mir nicht die Wahrheit gesagt. Er hatte mir nie gesagt, daß auch ich Probleme mit der Polizei bekommen könnte. Ich wurde sehr zornig. „Mit wieviel Leuten hast du es getan?" Er sagte: „Nach dir mit einer ganzen Reihe." Ich sagte: „Weißt du, wieviele Menschenleben du zerstört hast? Weißt du, wieviele Menschen wegen dir sexuelle Probleme haben?" Ich fühle mich verraten und zerstört, weil er mein Vertrauen mißbraucht hat, mein verletzliches Vertrauen. Als Kind verließ ich mich auf sein Wissen und seine Autorität. Er hat mein Leben vergiftet.

Familie schaffen

Als ich in der Gemeinde arbeitete, wollte ich alle verfügbaren Ressourcen mobilisieren, Verbindungen zu Menschen schaffen und sie für das christliche Leben begeistern. Ich wollte, daß sie das Gemeindeleben liebten, einander halfen und eine echte Familie bildeten. Ich denke, ich schuf um mich herum meine Familie, die ich nie gehabt hatte. Und ich hatte Erfolg damit.

Die Menschen mochten, was ich tat, weil ich ihnen gab, was sie brauchten. Ich ermöglichte es ihnen, zum Ausdruck zu bringen, wer sie waren, ihre Talente zu entwickeln und sich selbst für die Entwicklung der Gemeinschaft einzusetzen. Sie taten das prima. Ich war gut. Durch die Gemeindemitglieder fühlte ich mich anerkannt und bestätigt.

Auf der anderen Seite war ich jedoch extrem einsam. Ich fühlte mich nicht wohl. Die Beziehung zu meinem vorgesetzten Pfarrer verunsicherte mich. Er wurde von einer Frau manipuliert – sie sagte ihm praktisch sogar, wann er auf die Toilette gehen sollte. Sie irritierte mich sehr. Er hatte keine Kontrolle über die Gemeinde. Alles lief über diese Frau. Er hatte zwei Priester unter sich, die ihm bessere Berater gewesen wären. Das alles verwirrte mich.

Ich suchte nach einer Vaterfigur. Ich wollte, daß der Pfarrer diese Rolle übernahm, doch er tat es nicht. Ich wurde immer zorniger und kompensierte das, indem ich all diese großartigen Dinge in der Gemeinde tat und hoffte, dadurch seine Bestätigung zu bekommen. Einiges von meiner Arbeit blieb erhalten, doch die Art und Weise, wie es entstanden war, war nicht in Ordnung.

Extreme

Ich ging in die Extreme. Ich war wirklich wütend und frustriert, denn ich konnte nicht kontrollieren, was zu Hause geschah, daher initiierte ich diese tollen erfolgreichen Sachen in der Gemeinde. Doch in Wirklichkeit brannte ich innerlich und überarbeitete mich. Ich erkannte das damals nicht und dachte, daß ich gute Arbeit leistete.

„Was hier geschieht, ist wirklich phantastisch," dachte ich. Auf der anderen Seite ließ ich mich mit Kindern ein, die, ebenso wie ich, kein sehr stabiles Gefühlsleben hatten. Unter anderem ging mir dabei folgendes durch den Kopf: „Ich erlaube nicht, daß diesen Kindern dasselbe geschieht wie mir,

nämlich daß sie ihren Vater verlieren." Ich konnte erkennen, daß sie verletzt waren und einen Vater brauchten. Das wollte ich für sie sein.
Den bedürftigen und gefühlsverarmten Kindern widmete ich mich besonders. Da ich mit meinen Kollegen nicht gut zurechtkam, wandte ich mich an die Gemeindemitglieder und an die Kinder, wenn ich Hilfe brauchte. Heute weiß ich, daß ich mich mit ihnen und mit ihren Bedürfnissen und Verletzungen identifizierte. Sie glichen den meinen. Ich wurde für sie zum Elternteil – genau, wie ich es gelernt hatte.
Die meisten Jugendlichen waren zwischen dreizehn und siebzehn Jahre alt. Nur einer war zehn Jahre alt. Ich glaube, es begann damit, daß ich mit einem sexuell frühreifen Jungen eine Beziehung anfing. Ich war im Schwimmbad und er machte all diese sexuellen Dinge. Das war wie ein Auslöser für mich. Ich wurde sexuell ziemlich aggressiv. Dies ist eines der Erlebnisse, die ich innerlich vor Augen habe und deretwegen ich mich so schlecht fühle. Ich hatte keine Kontrolle über mich und ging sehr aggressiv mit ihm um. Einige Monate später wollte er aufhören ... ich konnte es nicht.
Ich denke, er hatte erkannt, daß er dieses Feuer in mir entfacht hatte und wußte nicht, wie er mich dazu bringen konnte, damit aufzuhören. Ich hatte dazu nicht genug Weisheit und Kraft. Wir schliefen miteinander. Im Rückblick sehe ich das als eine schreckliche Szene. Ich sah, glaube ich, echte Furcht in seinen Augen als er sagte: „Das geht mir etwas zu weit. Ich mag es nicht mehr." Er war fünfzehn Jahre alt. Ich hatte eine enge Beziehung zu seiner Familie.
Ich ging zu einem Therapeuten, denn ich hatte versucht, einen Siebzehnjährigen sexuell zu belästigen, und der hatte es seiner Familie erzählt. Der Therapeut fragte mich, ob es noch andere solche Vorkommnisse gegeben habe, was ich bejahte. Er sagte: „Sie sitzen auf einer Atombombe." Da wollte ich die Kinder beschützen. Ich wollte nicht, das sie ebenso wie ich selbst mißbraucht würden, daß das Opfer zum Täter würde. Auf dem Nachhauseweg betete ich und fragte, was ich tun sollte. Ich bat Gott um Kraft, damit ich alle Familien besuchen und ihnen sagen konnte, was ich ihren Kindern angetan hatte.

Ich besuchte vier Familien, erzählte ihnen alles und ermutigte sie, ihre Kinder in Therapie zu geben. Danach schaltete sich die Polizei ein. In diesem Bundesstaat gibt es ein Gesetz, demzufolge derartige Vorfälle meldepflichtig sind. Einer der Therapeuten hatte Meldung erstattet.
Ich wurde wegen „abscheulichen und hassenswerten Verhaltens gegen die Menschheit", wegen schwerer Mißhandlung sowie wegen Mißhandlung und Körperverletzung angeklagt. Das klingt wirklich entsetzlich. Ich wollte niemals jemanden mißhandeln. Damals erkannte ich nicht, daß mein Verhalten eine „Mißhandlung" war. Jetzt tue ich es. Es war furchtbar. Ich will niemanden mehr mißhandeln.
„Abscheuliche und hassenswerte Verbrechen" – es klingt, als verdiene man es, seine Schlagader durchschnitten zu bekommen und auf der Straße zu verbluten. Für den Staat waren meine Taten Mißhandlungen. Ich denke nicht, daß die Kinder das genauso sahen ... vielleicht der eine, der es seinen Eltern erzählt hatte. Meine sexuelle Beziehung zu ihrem Sohn erscheint mir sehr verschwommen. Damals war mein ganzes Leben verschwommen. Ich war sehr deprimiert, hatte Angst. Es lief nicht gut in der Gemeinde. Ich hatte keinen Erfolg.
Ich war einsam, verletzt und sehr zornig, besonders auf den Pfarrer und die Frau, die ihn manipulierte. Ich war über viele Dinge wütend, wußte jedoch nicht, warum. Rückblickend sehe ich, daß mich in meinem Leben niemals jemand gepackt und geschüttelt hat. Keiner wollte das hören.
Ich wußte nicht, wie sehr mein Verhalten moralisch falsch war. Im Unterricht über Moraltheologie hatte ich nichts über sexuellen Mißbrauch erfahren. Doch ich mochte nicht, was geschah, ich mochte es *überhaupt nicht*. Mein Leben war ein einziges Chaos. Ich masturbierte zu viel. Ich geriet in dieses Durcheinander mit den Jungen. Ich war nicht in der Lage, zu durchschauen, was geschah. Ich war verwirrt und fühlte mich mir selbst entfremdet.
Meine Beziehung zu Gott war immer gut. Ich dachte, wir könnten alles gemeinsam durchstehen, doch diese Dinge waren zu schwerwiegend. Gott nahm mir meine Gebete nicht ab. Ich beichtete, bereute und fühlte mich gereinigt, sündigte

jedoch sofort wieder. Daher sagte ich Gott, daß ich von nun an an meinem freien Tag in der Suppenküche arbeiten werde, so lange bis Er etwas täte. Ich ging dorthin mit der Mutter der Kinder, die ich mißbrauchte.

„Opfer werden zu Tätern“

Es vergingen keine drei Wochen, bis ich die Fernsehshow „20/20“ sah. Es ging um einen Jugendlichen, der von seinem Stiefvater sexuell mißbraucht worden war und jetzt im Gefängnis saß. Er hatte den Stiefvater umgebracht. Später erfuhren wir, daß dieser als Kind selbst sexuell mißbraucht worden war. Der Reporter sagte: „Opfer werden zu Tätern.“ Da wurde mir die Wahrheit bewußt.

Es traf mich wie ein Schlag. Opfer werden zu Tätern. Mein Herz schlug rasend schnell. In meinem Kopf wirbelte es und ich atmete schwer. Ich wußte, ich war ein Opfer und war zum Täter geworden. Ich fing an, nicht länger die Opferrolle zu spielen und die Verantwortung für mein Handeln zu übernehmen.

Ich sah ab davon, was genau wessen Schuld war, riß mich zusammen und sagte zu mir selbst: „Du bist dafür verantwortlich.“ Das tat ich.

Heute, nach vielen Therapiestunden, sehe ich dieses Bild eines großen schwarzen Lochs in meinem Leben, das ich immer zu füllen versuchte. Ich wollte es zudecken. Alles was ich hineinwarf, verletzte mich mehr als es mir half. Erst, als ich mich von diesem Loch abwandte, trat eine Besserung ein. Jetzt versuche ich nicht länger, es zu füllen. Ich weiß, daß es da ist; ich spüre es. Es ist ein dunkler Ort, es ist ein Teil von mir.

Doch ich weiß, daß ich es niemals füllen kann, denn es ist bodenlos. Für das, was dort verloren ist, wird es keinen Ersatz geben. Ich versuche nicht mehr, das Loch auszufüllen. Ich baue mein Leben darum herum. Ein Teil von mir wird niemals heil sein, bleibt für immer verwundet. Das ist mein Leben. Ich lebe nicht mehr die Lüge, sondern die Wahrheit. Ich bin froh, daß ich mich an diesem Bild festhalten kann.

Jedesmal, wenn sich eine ungute Beziehung oder ein ungutes Verhaltensmuster entwickelt, erscheint das schwarze Loch. Der Deckel hebt sich und ich erkenne, wohin ich mich gewandt habe. Ein Zeichen dafür ist es, wenn eine Beziehung sich in Richtung Mißbrauch, Sexualität und Kontrolle zu entwickeln beginnt. Wenn ich mich bedrückt und einsam fühle und zu trinken beginne, denke ich nach und sage: „Das bringt dich nirgendwohin." Wenn ich überarbeitet bin und Angst bekomme, erkenne ich, daß ich mein Tempo verlangsamen und die Dinge eins nach dem anderen angehen muß. Dann muß ich einen Schritt zurücktreten und mich beruhigen. Ich sage zu mir selbst: „Okay, du bist jetzt ziemlich gestreßt, ziemlich verrückt."

Während meiner Behandlung gewann ich viele Einsichten aus M. Scott Pecks Buch *People of the Lie*. Er geht davon aus, daß wir eine Lüge leben und es solange nicht sehen können, bis uns jemand die Wahrheit zeigt. Ich lebte die Familienlüge der Leugnung, der Zwanghaftigkeit, die auch mich zum Täter machte. Peck sagt, daß wir uns nicht bewußt entscheiden können, die Lüge aufzugeben, bis wir endlich die Wahrheit erkennen. Die Lüge hat unser Leben beeinflußt. Wir müssen die Verantwortung für den Schaden übernehmen, den wir angerichtet haben, und dann vorwärtsgehen. Das tue ich jetzt. Ich übernehme die Verantwortung für den von mir angerichteten Schaden. Ich sorge dafür, daß sich dieses Verhalten in meinem Leben nie mehr wiederholen wird. Und ich gehe vorwärts.

Ich wünschte, die Menschen würden mir das glauben. Ich wünschte, sie würden sagen: „Er ist in Ordnung, er kennt sich selbst, er ist stark genug, sich zusammenzunehmen, er kennt die Kräfte, die er mobilisieren muß, um nicht rückfällig zu werden." Besonders die Kirchenoffiziellen sind in Sorge, daß die Kirche gerichtlich belangt oder bloßgestellt wird.

„Ich habe meine Integrität verloren"

Ich habe einmal eine treffende Formulierung gelesen über etwas, das „alle Kraft, alles Vermögen raubt". Genauso geht es mir. Ich habe viel verloren, viel von meinem Leben, und das wichtigste: meine Integrität. Ich verlor meine Heimat und viele Menschen, die ich wirklich geliebt habe und die mir viel bedeuteten. Froh bin ich jedoch, daß ich diejenigen verloren habe, in die ich so krankhaft verliebt war. Dafür bin ich dankbar. Ich hatte viele zerstörerische Beziehungen.

Gott ist mir treu geblieben. Ebenso wie Hiob war ich zornig auf ihn und sagte „Warum tust du mir das an?“ Ein Moraltheologe spricht über das „ontische Böse“ in der Welt. Ich habe es erlebt.

In dieser tragischen Zeit blieb mir ein Satz über Gott stets im Bewußtsein: *Deus est fides*. Gott ist treu. Ich spürte Gottes Treue zu mir in meinen dunkelsten Stunden, Tagen und Jahren ... und auch heute noch.

Auch die Kirche blieb mir treu, obgleich ich meiner Diözese in gewisser Weise entfremdet bin. Mein Bischof stand treu zu mir und ich danke ihm, daß er mir die ganze Zeit geholfen hat. Doch ich kann nicht mehr als Priester in seiner Diözese arbeiten. Ich möchte wieder als Priester tätig sein. Es gibt möglicherweise Orte, an denen ich genommen würde. Ein Bischof schlug eine weit entfernte Missionsdiözese vor. Muß ich dorthin gehen? Ein anderer Bischof erfuhr von meiner Lage und von meinem Wunsch, ins Amt zurückzukehren. Seine Antwort war: „Diese Leute kosten uns viel Geld.“ Ich bezahle doch dafür! Ich will nicht noch mehr bezahlen.

Was tut ein Priester, der nicht mehr als Priester tätig sein darf? Das ist ein schmerzhafter Vorgang, der so aussieht: Du versuchst eine Arbeit zu finden, doch du hast eine Ausbildung, die von der „säkularen“ Welt nicht verstanden wird. Du versuchst, dich weiterzubilden und lernst Dinge, die du gar nicht wissen willst. Dann gehst du einer Arbeit nach, bei der du dich nicht wohlfühlst. Anfangs war es so frustrierend, daß ich all meine Kraft aufbieten mußte, um in einem tranceartigen Zustand durch den Tag zu gehen und eine Stunde nach der anderen zu überstehen. Doch die Zeit bleibt nicht stehen und es sind noch ganz andere Dinge zu tun.

Bald werde ich vierzig. Ich habe etwa sechzig Leute zu einer Feier in mein neues Haus eingeladen. Ich freue mich darauf. Es tut mir gut, daß meine Beziehungen zu den Menschen um mich herum eine neue Integrität gewonnen haben. Ich hatte gefürchtet, daß ich mein wahres Wesen in Schrecken und Krankheit verloren habe. Doch ich bin immer noch derselbe warme, mitfühlende Mensch wie zuvor. Das wird wieder sichtbar. Ich bin froh.

Als man mich bat, diesen Beitrag zu schreiben, war ich dankbar für diese Gelegenheit. Ich wollte meine Erfahrungen mit Ihnen teilen und sie nicht vor Ihnen verstecken. Vielleicht sendet Gott uns allen dadurch seine heilende Gnade. Ich sehe es jetzt als priesterliche Aufgabe an, über meine Erfahrungen zu berichten. Möge es uns Heilung bringen.

Carroll Cradock / Jill R. Gardner

Psychologische Interventionsmöglichkeiten für Gemeinden nach einer Anklage wegen sexuellen Mißbrauchs von Kindern

„Es ist, als könnte ich niemandem mehr vertrauen – weder meinem Mann, noch meiner Familie, noch der Kirche. Auch Gott vertraue ich nicht mehr."

Das waren die Worte eines Gemeindemitglieds, dessen Pfarrer wegen ungebührlichen sexuellen Verhaltens gegenüber einem Kind unter Anklage stand. Sie vermitteln deutlich die psychologische und spirituelle Krise, die normalerweise auftritt, wenn es zu einer solchen Anklage gegen einen Pfarrer kommt. Trotz der Entmythologisierung der Kleriker nach dem Zweiten Vatikanischen Konzil, trotz der Bemühungen, die Gemeindemitglieder über die menschliche Verletztlichkeit ihrer Pfarrer aufzukären, sind die Menschen zutiefst schockiert und fühlen sich verraten, wenn ein Priester, Ordensmann oder Laienmitarbeiter beschuldigt wird, Kinder sexuell mißbraucht zu haben.

Schwester Patricia, die acht Jahre lang den Religionsunterricht in ihrer Gemeinde geleitet hatte, beschreibt ihre Angst, als sie erfahren hatte, daß Pfarrer Bill festgenommen worden war, nachdem er einige Schüler auf Besinnungswochenenden belästigt hatte. Zwar wurde er für die Dauer der Untersuchungen freigelassen, doch schickte man ihn in ein weit entferntes Therapiezentrum, ohne daß die Angestellten und Mitglieder der Gemeinde sich von ihm verabschieden konnten. Schwester Patricia kämpfte mit intensiven widersprüchlichen Gefühlen: „Ich weiß, ich sollte ihn für das, was er der Gemeinde angetan hat, hassen – aber wie kann ich das? Pfarrer Bill stand mir zur Seite, als mein Vater starb. Er saß Nacht für Nacht mit mir im Krankenhaus. Er hörte mir zu, sprach mit mir, betete mit mir. Er war meine Stütze."

Nancy, eine etwas über vierzigjährige Grundschullehrerin, berichtet, wie sich ihre eigenen Ansichten über Kinder und Schule drastisch veränderten, nachdem ein Lehrer wegen se-

xueller Belästigung einer Achtkläßlerin angeklagt worden war. „Ich kann es einfach nicht glauben, daß er so etwas getan hat“, dachte sie. „Man weiß doch, wie Mädchen in diesem Alter sind. Jemand legt auf völlig harmlose Weise den Arm um sie, und ihre Phantasie geht mit ihnen durch. Heutzutage kann man nicht einmal mehr einen Erstkläßler in den Arm nehmen, ohne daß man sich darum sorgen muß, für pervers gehalten zu werden. Niemals hätte ich gedacht, daß das Unterrichten einmal so aussehen wird.“
Chuck, ein Lastwagenfahrer und Vater zweier Söhne, erfuhr aus den Abendnachrichten, daß sein Pfarrer wegen schwerem sexuellen Mißbrauch verklagt worden war. Einige Tage später wurde eine Versammlung abgehalten, um den Eltern in dieser Krisensituation zu helfen. Chuck war zutiefst beschämt. Unter zornigen Tränen rang er um Worte: „Meine Eltern haben in dieser Kirche geheiratet und ich wurde hier getauft. Ich habe immer hier gelebt, auch meine Kinder wuchsen hier auf. Als ich meine Kirche im Fernsehen sah und erfuhr, daß mein Pfarrer Kinder mißhandelt hatte, schämte ich mich mehr als je zuvor in meinem Leben.“

Eine Krise für die ganze Gemeinde

Nicht nur das Kind ist das Opfer. Die Anklage erschreckt und demoralisiert die gesamte Gemeinde. Viele Menschen geraten in eine seelische und spirituelle Krise. Am Anfang gibt es häufig Gerüchte über eine bevorstehende Untersuchung durch das Jugendamt. Vielleicht kommt es zu einer Verhaftung, über die dann im Fernsehen oder in der Zeitung berichtet wird. Die verschiedenen Gruppierungen innerhalb der Gemeinde sind von diesen Ereignissen jeweils verschieden stark emotional betroffen. Wir nennen sie „Zielgruppen“. Dazu gehören die Opfer und ihre Eltern, die potentiellen Opfer und deren Eltern, andere Kinder und Eltern, der Täter und seine Familie, die Gemeinde, die Schule und die Angestellten der CCD (Confraternity of Christian Education, eine Organisation für die religiöse Erziehung von Kindern und Jugendlichen), Gruppen der Gemeindeleitung und die gesamte Gemeinde.

Die Mitglieder dieser Zielgruppen haben verschiedene Bedürfnisse und Anliegen. Sie sind schockiert, fühlen sich verraten, haben Angst und/oder sind wütend auf die Kirche. Manche Bedürfnisse und Anliegen treten ausschließlich in der einen oder anderen Zielgruppe auf. Die Mitglieder des Gemeindeteams fühlen sich vielleicht schuldig, weil sie den Mißbrauch nicht verhindert haben. Im Fall des beliebten Lehrers, der zwar angeklagt, jedoch noch nicht vor Gericht gestellt wurde, ist sich die Lehrerkonferenz möglicherweise uneins darüber, ob er an der Abiturfeier teilnehmen darf oder nicht. Andere Schwierigkeiten ergeben sich für die Kinder der Gemeinde, denen der geliebte Pfarrer, Lehrer oder Trainer genommen wurde. Sie sind durcheinander und traurig und akzeptieren nur ungern eine ihnen fremde Ersatzperson.

Zur Bewältigung dieser Schwierigkeiten steht eine Vielzahl von Ressourcen zur Verfügung: Vermittler der Diözese, Vikare und Dekane, die Schulbeauftragten der Diözese, Jugendpfarrer, Angestellte der Christian Formation, Anwälte der Diözese, Gemeindeangestellte, Lehrer, CCD-Lehrkräfte, Psychologen, örtliche Anbieter von Beratungsdiensten und Laienvertreter. Einige der betroffenen Zielgruppen sind wiederum die Ressourcen für andere. In Diagramm 1 wird dieser Zusammenhang schematisch dargestellt.

Diagramm 1

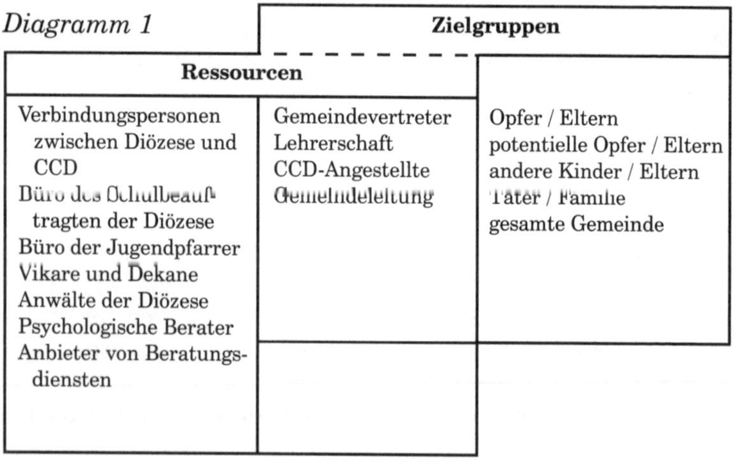

So ist ein Kaplan mit Sicherheit außer sich und verletzt, wenn er erfährt, daß sein Pfarrer sich an Kindern vergangen hat. In den Wochen und Monaten nach der Beschuldigung wird er jedoch einer derjenigen sein, die die traumatisierten Gemeindemitglieder emotional und geistlich unterstützen.
Hilfe und Intervention kann vielerlei Formen annehmen: Beratung, Einzelgespräch, psychologische Untersuchung, mündliche oder schriftliche aufklärende Information, Versammlungen von Angestellten, Eltern, Kindern oder allen Gemeindemitgliedern. Alle diese Interventionen wollen den Betroffenen dabei helfen, mit den durch die Anklagen aufgetretenen Gefühlen, mit Schock und Zweifeln zurechtzukommen, damit sie wieder in der Lage sind, anderen Menschen zu vertrauen.
Die Wechselbeziehungen der einzelnen Komponenten einer solchen Gesamtsituation werden in Diagramm 2 zusammengefaßt.

Diagramm 2

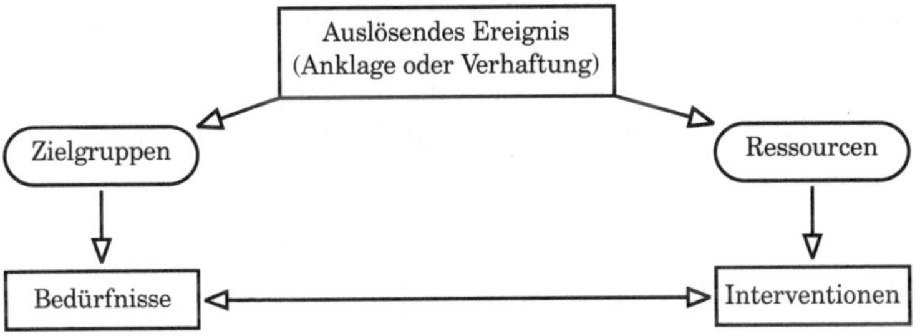

Das auslösende Ereignis (eine Beschuldigung und/oder eine Verhaftung) läßt Zielgruppen mit bestimmten Bedürfnissen und Anliegen entstehen, mobilisiert aber auch die zur Intervention fähigen Ressourcen. Die Interventionen wirken auf die Bedürfnisse ein, diese wiederum determinieren die Interventionen. Das Ziel ist es, den Umgang mit dem Geschehen zu erleichtern. Will man intervenieren, so muß man genau wissen, welche Folgen die Anklage für die betroffenen Erwachsenen und Kinder und für die jeweiligen Zielgruppen hat.

Wenden wir uns nun den unterschiedlichen Reaktionen von Erwachsenen und Kindern zu und fassen diese kurz zusammen.

Reaktionen der Erwachsenen

Wir gestalten unser Leben auf der Basis bestimmter Grundannahmen. Dazu gehört der Glaube, daß alle Ereignisse in einer bestimmten Ordnung ablaufen, daß die Welt sinnvoll ist und daß man sich auf gewisse Dinge verlassen kann. Auch glauben wir, daß wir unsere Kinder beschützen und dafür sorgen können, daß sie behütet aufwachsen, besonders, wenn wir sie der Kirche anvertrauen. Wird ein Gemeindemitglied wegen sexuellen Mißbrauchs von Kindern angeklagt, so ist dies ein unerwartetes, erschreckendes Ereignis, das unser Empfinden von Ordnung verletzt. Die Verletzung von Grundannahmen wirkt stets traumatisierend. Man hört und liest furchtbare Dinge über einen Menschen, der vielleicht ein wertvolles Mitglied der Schule oder Gemeinde ist, der wegen seiner hingebungsvollen Arbeit geschätzt wird, den die Kinder lieben und den die Erwachsenen achten. Man ist völlig durcheinander und weiß nicht, was man davon halten soll.

Emotionale Reaktionen

Die Gemeindemitglieder reagieren schockiert und ungläubig, sie wollen die ganze Sache nicht wahrhaben, sie haben Angst und fühlen sich verraten. Manchmal beschuldigen Eltern sich selbst: „Ich hätte wissen oder sehen müssen, was passiert ist, ich hätte mich stärker engagieren müssen, ich hätte vorsichtiger sein sollen.“ Sie konnten ihre Kinder nicht schützen und fühlen sich deswegen schuldig, beschämt und minderwertig. Ihr Selbstwertgefühl und ihr Selbstvertrauen sind verletzt.
Möglicherweise beschuldigen sie andere: „Die Kirche, die Schule, die Polizei hätte es wissen und verhindern müssen.“

Das Versagen dieser Institutionen macht die Betroffenen wütend. Sie fühlen sich verraten.
Berichten die Medien über die Ereignisse, fühlen sich die Gemeindemitglieder zur Schau gestellt und mißbraucht, sind voller Scham, zornig und verletzt. Oft glauben sie, der gute Ruf der Gemeinde sei dahin. Im Gespräch mit anderen schämen sie sich, zu dieser Gemeinde zu gehören.
Eine Situation, die so viele unterschiedliche, oft sogar widersprüchliche Gefühle hervorruft, läßt die Betroffenen zu verschiedenen Zeiten unterschiedlich reagieren. Dadurch werden wiederum andere Personen durcheinandergebracht, die ihre eigene Reaktionskette durchlaufen – möglicherweise in unterschiedlicher Reihenfolge. In einer Familie ist die Frau vielleicht voller Sorge, der Mann zornig und das Kind beschämt. Zu einem anderen Zeitpunkt haben sich die Gefühle aller wieder gewandelt. So kommt es häufig zu Spannungen und Mißverständnissen.
Bestimmte Streßsituationen können alte, mit früheren Ereignissen in Verbindung stehende Gefühle erneut auslösen. Menschen, die bereits eine traumatische Erfahrung hinter sich haben und deren Vertrauen mißbraucht wurde, erleben erneut einen Teil des damaligen Schmerzes, der Qual und der Enttäuschung. Bei Menschen, die als Kinder selbst sexuell mißbraucht wurden, können alte Erinnerungen und Gefühle wieder aufleben. Weiß man um diese Phänomene, kann man die oft intensiven Reaktionen verstehen.

Religiöse Krisen

Kam es innerhalb der Gruppe der Gemeindeangestellten zu einem so schweren Vertrauensbruch, so ist dies für die Gemeindemitglieder ein Angriff auf traditionelle Wertvorstellungen, beispielsweise der Kirche als Stadt Gottes, Licht der Welt, Gottes irdische Vertretung und Freiraum vom Leid der Welt. Für viele Christen wird der Glaube an die göttliche Vorsehung in Frage gestellt. Sie sind daran gewöhnt, sich im Kampf mit den Widrigkeiten des Lebens an die Kirche zu wenden, wenn sie Trost und Führung brauchen. Jetzt jedoch kommt die Bedrohung aus den Reihen der Kirche selbst. Sie fühlen sich verlassen und sind verstört. Dieser Vertrauensbruch kann eine Glaubenskrise auslösen, besonders dann, wenn der Beschuldigte ein Priester oder Ordensmitglied ist. Einige Menschen glauben, daß sie von Gott verlassen sind, wenn sie Gottes Vertretern kein Vertrauen mehr schenken können.

Verhaltensreaktionen

Streßsituationen verändern nicht nur unsere Empfindungen, sondern auch unser Handeln. Oft leiden die Betroffenen unter physischen Problemen, etwa an Kopfschmerzen, Bauchschmerzen und Schlaflosigkeit. Sie können sich nur schwer konzentrieren, ihre Gedanken kreisen andauernd um die Ereignisse. Oder sie sind verspannt und nervös, reagieren übermäßig heftig auf Kleinigkeiten und streiten häufiger mit Familienmitgliedern oder Arbeitskollegen.
Wie schwerwiegend sich diese Dinge auf einen Menschen auswirken, hängt zum Teil von dessen allgemeiner Lebenssituation ab. Wer bereits unter gesundheitlichen, persönlichen oder finanziellen Schwierigkeiten zu leiden hat, verfügt über schwächere innere Kraftreserven und kann daher die Erschütterungen nicht ausreichend abfangen.

Anliegen und Fragen

Neben ihren persönlichen Reaktionen in Empfinden und Verhalten stellt sich den Gemeindemitgliedern unausweichlich eine Flut von Fragen. Sie wollen wissen, welche Folgen der Mißbrauch für die emotionale und sexuelle Entwicklung der Opfer hat – und fürchten sich doch gleichzeitig davor. Sie fragen sich, wie schwer die Kinder geschädigt sind oder sein werden und sind besorgt, ob sie das alles wohl „überwinden“ und „normal“ sein können. Das gesamte Gebiet ist ihnen fremd, daher glauben sie, relativ unfähig zu sein, ihren Kindern zu helfen. Die Eltern wollen wissen, wie sie das Thema zur Sprache bringen können und wie sie auf die Fragen und Reaktionen der Kinder reagieren sollen.

Psychologische Hilfe

Eine der ersten Aufgaben der Eltern ist es, dafür zu sorgen, daß ihre Kinder psychologischen Beistand erhalten. Finanzielle Probleme, Unsicherheit im Umgang mit psychologischen Einrichtungen und die bewußte oder unbewußte Angst, daß auch andere Erwachsene (z.B. der Therapeut/die Therapeutin) die Kinder mißbrauchen könnten, erschweren dies.

Das Rechtssystem

Das Rechtssystem wirft neue Fragen und Themen auf. Normalerweise betrifft der Mißbrauch ein einzelnes Kind oder eine kleine Gruppe. Oft mißbrauchen Pädophile jedoch viele Opfer. Man muß sich also fragen, ob andere Kinder den Mißbrauch verschwiegen haben.

Scham, Loyalität oder Furcht vor Strafe können dazu führen, daß die Kinder schweigen. Den Eltern fällt es oft schwer, das Thema zur Sprache zu bringen, nicht nur, weil es schwierig und ihnen nicht vertraut ist, sondern auch, weil sie sich vor dem fürchten, was sie möglicherweise hören werden. Vertreter öffentlicher Institutionen wie der Polizei oder bestimmter Einrichtungen zum Schutz Minderjähriger wollen häufig auch mit anderen Kindern sprechen, um herauszufinden, ob noch weitere Kinder mißbraucht wurden. Manchmal können die Eltern entscheiden, ob sie dic Befragung ihrer Kinder erlauben, oft jedoch haben sie keine andere Wahl.

Während der Befragung müssen die Kinder oft nicht nur einmal, sondern mehrmals aussagen, was das Trauma möglicherweise noch verstärkt. Auch die direkte Konfrontation mit dem Täter während der Verhandlung und das Kreuzverhör können, je nach den Umständen, dem Kind entweder Kraft geben oder es noch mehr schwächen. Da die meisten Eltern mit den Vorgängen nicht vertraut sind, brauchen sie

Berater, mit deren Hilfe sie entscheiden können, in welchem Umfang ihr Kind an den juristischen Vorgängen teilnehmen soll.

Gemischte Gefühle, gespaltene Loyalitäten

Ob man vom Mißbrauch gewußt hat oder nicht, ob man darüber gesprochen hat oder nicht, immer entstehen Ängste: Furcht, weil man etwas getan hat, Schuldgefühle, weil man nichts getan hat, Wut, weil man versucht hat, etwas zu tun und das Gefühl hatte, „keiner hört mir zu". Wer Informationen preisgegeben hat, fragt sich, welche Folgen dies für den mutmaßlichen Täter/die mutmaßliche Täterin hat und fühlt sich für sein oder ihr Schicksal mitverantwortlich. Auch die Reaktionen der Umgebung, der Familie, der Lehrer und Freunde können Probleme auslösen. Kinder, die die Anschuldigungen nicht wahrhaben wollen, wenden sich vielleicht gegen jene, die sie vorgebracht haben und werfen statt dem Angeklagten den Anklägern vor, die Gemeinde in Schwierigkeiten gebracht zu haben.
Wird jemand des sexuellen Mißbrauchs beschuldigt, ergeben sich häufig Probleme, weil er bei vielen Gemeindemitgliedern bekannt und beliebt ist. Es kommt zu gespaltenen Loyalitäten. Dies bezieht sich unter Umständen nicht nur auf den Täter, sondern auch auf die Schule und die Angestellten der Gemeinde. Viele, die in der Vergangenheit mit dem Angeklagten viel zu tun hatten, ja sogar mit ihm befreundet waren, machen sich nun Sorgen über sein Befinden und sein Schicksal.
Nach dem ersten Schock beginnen einige vielleicht, an der Wahrheit der Anschuldigungen zu zweifeln. Sie sind davon überzeugt, daß sich während des Prozesses „die Wahrheit" herausstellen und den Angeklagten rechtfertigen wird. Andere wiederum beharren ebenso hartnäckig auf dessen Schuld. Solche Widersprüche können eine Gemeinde spalten. Unabhängig von den jeweilig unterschiedlichen Meinungen der Gemeindemitglieder löst die Berichterstattung der Medien bei ihnen stets Zorn und Schamgefühle aus. Sie klagen da-

rüber, daß sie sich durch die Fernsehberichte und die Artikel in der Sensationspresse verletzt und „vergewaltigt" fühlen.
Die Gefühle von Schock, Verrat, Schuld, Verlust, Wut und Verantwortlichkeit werden bei den Angestellten der Gemeinde, der Schule und der CCD oft noch verstärkt, da sie alle mit dem Täter eng zusammenarbeiten und nun ambivalente Gefühle zu ihm entwickeln. Mitgefühl und Mitleid wechseln mit Wut auf den Angeklagten, der sich an den Kindern vergriffen hat, die sie so gut kennen und die sie betreuen. Bei den Mitarbeitern können die Meinungen über Schuld oder Unschuld des Angeklagten stark auseinandergehen.
Die Gemeindeangestellten stehen jetzt im Zentrum der Aufmerksamkeit, denn sie müssen sich um die Reaktionen und Bedürfnisse der Gemeindemitglieder, Eltern und Kinder ebenso kümmern wie um ihre eigenen. Sie müssen nicht nur auf die Anklage reagieren, sondern auch die offizielle Stellungnahme der Gemeinde formulieren, eine Ersatzkraft für den Angeklagten finden und öffentliche Stellungnahmen über Täter und Opfer abgeben.

Schweigepflicht

Auch die Schweigepflicht schafft für die Gemeindeangestellten Probleme. Sie wissen immer mehr, als sie öffentlich bekanntgeben dürfen. Weil sie sich oft nicht so verhalten, wie es die Gemeindemitglieder erwarten, werden sie beschuldigt, gleichgültig zu sein oder die Dinge zu „vertuschen". Deswegen brauchen die Angestellten Hilfe bei der Beantwortung der schwierigen Frage, was sie wem sagen dürfen und wie sie mit den vielen Fragen der Eltern, Kinder und Gemeindemitglieder umgehen sollen.
Wenn der Angeklagte ein Priester ist, so werden alle, mit denen er von Amts wegen zu tun hatte, durch die Anklage mitbetroffen. Häufig fühlen sich diese Gemeindemitglieder nicht nur von ihm, sondern auch von Gott verraten, der dies alles zugelassen hat. Die unglaubliche Anschuldigung, ein Priester, „ein Vertreter Christi", habe Kinder sexuell mißbraucht, läßt viele Gemeindemitglieder glauben, er sei von

vorneherein ein Betrüger gewesen. Sie bezweifeln dann, daß die vom Angeklagten durchgeführten Trauungen, Taufen oder Beichten gültige Sakramente waren.
Die Erwachsenen in der Gemeinde sorgen sich verstärkt um die Sicherheit ihrer Kinder. Man fragt sich, wem man noch trauen kann, ob es vielleicht schon früher zu noch unaufgedeckten Fällen von Mißbrauch gekommen war, und wie man die Kinder in Zukunft wird schützen können. Die Angestellten werden mit wütenden Gemeindemitgliedern konfrontiert, die wissen wollen, ob und wie Angestellte und ehrenamtliche Helfer untersucht und überwacht werden.
Kommt es innerhalb einer Gemeinde zu einer Anklage wegen sexuellen Mißbrauchs von Kindern, so stehen die Kinder zwar im Mittelpunkt der Aufmerksamkeit, doch man muß wissen, daß auch die Erwachsenen auf ihre eigene Weise stark auf diese entsetzlichen Ereignisse reagieren. Häufig muß man sich zuerst um die Erwachsenen kümmern, bevor diese in der Lage sind, sich effektiv zum Wohle der Kinder einzusetzen.

Reaktionen von Kindern und Jugendlichen

Unabhängig vom Alter führen die Ereignisse bei Kindern vor allem dazu, daß sie sich verraten fühlen und auf die Sexualität bezogene Ängste aufbauen. Um zu überleben und sich entwickeln zu können, muß das Kind davon überzeugt sein, daß die Erwachsenen es schützen und sich um es kümmern. Wird ein bekannter, geliebter und vertrauter Erwachsener (Eigenschaften, die auf die meisten Täter zutreffen) wegen Pädophilie angeklagt, sehen sich die Kinder nicht nur seitens dieser Person in Gefahr, sonder auch seitens aller vertrauten Erwachsenen, die sich um sie bemühen. In vielen Kindern erwachen sexuelle Ängste, denn sie werden mit der Tatsache konfrontiert, daß selbst ein ihnen als verläßlich bekannter Erwachsener nicht in der Lage war, mit seiner Sexualität in verantwortlicher Weise umzugehen. Diese Kinder oder Jugendlichen befinden sich noch mitten im sexuellen Reifungsprozeß. Wird ihnen das abweichende Sexualverhalten Erwachsener bewußt, so kann dies im Verlauf ihrer Entwicklung die Folge haben, daß sie um ihre eigene Fähigkeit zur Integration und zum Ausdruck sexueller Impulse fürchten. Neben diesen allgemein zu erwartenden Reaktionen gibt es noch andere Faktoren, die bestimmen, welche Folgen die Ereignisse für Kinder und Jugendliche haben.

Was bringt das Kind mit?

Zunächst muß man die Geschichte des Kindes und die gegenwärtigen Umstände in Betracht ziehen. Ein Kind bestimmten Alters aus einer bestimmten Familie mit gewissen Überzeugungen und Einstellungen erfährt von der Anklage wegen sexuellen Mißbrauchs. Dieser Junge oder dieses Mädchen hat eine bestimmte seelische Veranlagung (Temperament, Entwicklungsstadium, emotionale Stabilität) und steht mit dem Angeklagten in Kontakt. Möglicherweise hat das Kind sogar schon versucht, Erwachsene auf den Mißbrauch aufmerksam zu machen. Diese individuellen Aspekte und die vorausgegangenen Erfahrungen des Kindes, etwa traumatisches Verlassenwerden oder sexuelle Erlebnisse, bestimmen ebenso wie die aktuellen Streßfaktoren die Gefühle, Gedanken und Verhaltensweisen des Kindes.
Natürlich wird die Angst eines Sechsjährigen direkter zum Ausdruck kommen als die eines Jugendlichen, der sich zynisch und indifferent gibt. Ein sehr empfindsames Kind wird stärker reagieren als ein robusteres. Einigen Kindern stehen viele Hilfen zur Verfügung, anderen wenige. Am verletzlichsten sind immer diejenigen, die sich bereits schwach fühlen, entweder weil ihre psychische Entwicklung gestört ist, oder weil sie gleichzeitig noch anderen Streßfaktoren ausgesetzt sind, etwa Streitigkeiten in der Familie, Konflikten mit Gleichaltrigen oder Schulproblemen. Diese Kinder brauchen mehr Unterstützung, damit sie mit ihren aufgewühlten Empfindungen und mit der Unterbrechung ihres Alltags zurecht kommen können.
Da Pädophile auf Kinder normalerweise anziehend wirken, haben viele den Angeklagten als verehrten und idealisierten

Freund erlebt, der in ihrem Leben große Bedeutung hatte. Diese Kinder sind mehr getroffen als diejenigen, die eine distanzierte und neutrale Beziehung zum Täter hatten.
Jüngste Schätzungen ergeben, daß etwa ein Drittel der betroffenen Mädchen und wenigstens die Hälfte der Jungen von einer Person im Alter von unter 18 Jahren mißbraucht werden (Finkelhor, 1979; Russel, 1983). Folglich ist zu erwarten, daß es in jeder Gemeinde etliche Kinder gibt, die von einem Familienangehörigen oder einer anderen Person mißbraucht worden sind. Bei diesen Kindern wird die aktuelle Anklage starke Gefühle hervorrufen, die sehr unterschiedlich zum Ausdruck kommen können. Selbst wenn ein Kind nicht selbst sexuell mißbraucht wurde, sich jedoch von einem Erwachsenen stark in seinem Vertrauen mißbraucht fühlt, können die Ereignisse das Vertrauen des Kindes in die Welt der Erwachsenen untergraben. Oft haben die Kinder versucht, ihren Eltern oder Lehrern zu sagen, daß etwas nicht stimmte. Normalerweise haben die Erwachsenen dies vergessen oder erinnern sich der Annäherungen als vage und zögerlich. Wenn dann eine öffentliche Anklage erhoben wird, sind diese Jungen und Mädchen wütend, daß ihnen „keiner zugehört hat".

Was löst das Ereignis beim Kind aus?

Ein weiterer wichtiger Faktor für die Reaktionen des Kindes hat mit der Anklage selbst und mit ihren Folgen zu tun. Die Opfer sexuellen Mißbrauchs empfinden tiefen Schmerz. Fast immer benötigen sie psychologische Betreuung. Die traumatischsten Folgen für ein Kind, das selbst nicht mißbraucht wurde, ergeben sich unter folgenden Umständen: wenn sich das Kind stark mit dem Opfer oder den Opfern identifiziert; wenn die Beschuldigungen besondes schwer sind, wenn sich das Kind für sein bisheriges Schweigen und / oder sein Sprechen schuldig fühlt; wenn die Ereignisse publik gemacht werden; wenn die Routine und die Beziehungen des Alltags stark gestört sind; und wenn der Täter sich immer noch in der Nachbarschaft befindet.

Die meisten Täter haben nur Jungen oder nur Mädchen mißbraucht. Die Geschlechtsgenossen des Opfers sind stärker verängstigt als die anderen Kinder. Jedes Kind, das aktiv an der Aufdeckung des Mißbrauchs beteiligt war, fühlt sich für das Schicksal des Täters und für die emotionalen Traumata aller Beteiligten mitverantwortlich. Einige Kinder werden sich fragen, ob sie nicht besser geschwiegen hätten.

Im Leben der Kinder kommt es auch zu vielen anderen Veränderungen. Gewöhnlich wird der Beschuldigte aus der Gemeindeleitung entfernt und verschwindet vielleicht ganz und gar. Die Jungen und Mädchen müssen den Verlust einer vertrauten und beliebten Bezugsperson und die Ankunft eines „fremden" Ersatzes verkraften. Dadurch wird das Alltagsleben noch mehr gestört. Berichte in den Medien können die Situation für die Kinder verschlimmern, da sie der Privatsphäre beraubt werden, die sie zur Bewältigung dieser spannungsgeladenen Situation unbedingt benötigen. Die Kinder schämen sich, daß ein „Perverser" zu ihrer Schule oder Gemeinde gehörte. Sie fühlen sich mitschuldig und weigern sich vielleicht, ihre Schuluniform, Sportanzüge oder anderen Kleidungsstücke zu tragen, durch die sie mit der Gemeinde oder Schule identifiziert werden könnten.

Daneben müssen die Kinder mit den Reaktionen ihrer Eltern zurechtkommen. Bewußt oder unbewußt setzen viele Eltern und andere Erwachsene die Kinder unter Druck und erwarten von ihnen die Entscheidung, ob der Angeklagte schuldig oder unschuldig ist, oder zwingen sie, die elterliche Meinung zu dieser Frage zu übernehmen. Oft bekämpfen sich die Kinder auch gegenseitig. Man beschuldigt diejenigen, die den Mißbrauch aufgedeckt haben, oder man erklärt die Opfer zu Sündenböcken.

In einigen Fällen wird der oder die Angeklagte für die Dauer der Verhandlung auf freien Fuß gesetzt, ist also im Einkaufszentrum oder im Sonntagsgottesdienst anzutreffen. Dadurch wird die Angst der Kinder dramatisch verstärkt, denn sie sehen sich und den Täter immer noch in Gefahr. Die Tatsache, daß sich der Angeklagte in Freiheit befindet, kann auch zu Unsicherheit und Wut gegenüber dem Rechtssystem führen.

Seelische Reaktionen von Kindern und Jugendlichen

Die vielfältigen Reaktionen von Kindern und Jugendlichen unterscheiden sich von Tag zu Tag. Es kommt zu Leugnung, Angst, Wut, Schuldgefühlen, Verwirrung und sexuellen Ängsten.

Leugnung. Dies ist normalerweise die erste Reaktion. Kinder können es nicht begreifen, daß ein scheinbar guter Mensch einem Kind etwas Schlimmes angetan hat. Sie versuchen dann, dieses Dilemma zu lösen, indem sie den einen oder anderen Teil der Beschuldigung leugnen, z.B.: „Das ist eine Lüge, er hat das nicht getan“, oder: „Er war kein Priester (Lehrer), er war ein Schwindler.“

Angst. Das Erschreckende und Unerwartete der Ereignisse signalisiert den Kindern, daß ihre Grundannahmen über das scheinbare Wohlwollen der Erwachsenen falsch sind. Sie bekommen Angst, daß ihnen auch andere Erwachsene in ihrer Umgebung Leid zufügen oder daß noch mehr Katastrophen geschehen könnten, etwa Autounfälle oder Erkrankungen der Eltern. Diese Furcht kann sich in Sprunghaftigkeit manifestieren, in Angstzuständen, Alpträumen, Konzentrationsstörungen oder darin, daß das Kind denjenigen Menschen, Orten und Aktivitäten aus dem Weg geht, die es mit dem Täter assoziiert.

Wut. Für die Wut kann es verschiedene Ursachen geben: den Vertrauensbruch des Täters, den Zorn darüber, daß andere Erwachsene die Tat nicht verhindert haben oder verhindern konnten, die Tatsache, daß das Kind gezwungen war, sich zu früh mit der Sexualität der Erwachsenen auseinanderzusetzen, die Zurschaustellung in den Medien, die Veränderungen der gewohnten Alltagsabläufe. Es hängt vom Alter des Kindes ab, wie die Wut ausgedrückt wird. Kleine Kinder widersetzen sich häufiger ihren Eltern und neigen zu Wutanfällen, während Jugendliche ein zynisches, provokantes Verhalten gegenüber Gleichaltrigen und Erwachsenen an den Tag legen.

Schuldgefühle. Je nachdem, wie sehr sie selbst von den Mißbrauchshandlungen betroffen waren, können sich Kinder aus verschiedensten Gründen schuldig fühlen. Diejenigen, die nicht mißbraucht wurden, haben möglicherweise Schuldgefühle, weil sie die Kontakte mit dem Täter völlig unversehrt überstanden haben. Diejenigen, die an der Aufdeckung des Falls beteiligt waren, fühlen sich nicht nur für das Schicksal des Täters verantwortlich, sondern auch für die daraus resultierenden Störungen im Leben vieler anderer Personen, z.B. für die Suspendierung des Täters, die Einstellung neuer Lehrer oder Trainer, die Berichte in den Medien. Diese Schuldgefühle können sich in verstärktem Beten manifestieren, in Depressionen, Selbstaufopferung, Grübeleien, Vorwürfen gegen andere, oder in Unfällen und anderem gefährlichen Tun.

Sexuelle Ängste. Die Beschuldigungen zwingen das Kind zum Glauben an die potentielle Gefahr der Sexualität und daran, daß vertraute, scheinbar wohlwollende Erwachsene die Kontrolle über ihre sexuellen Impulse verlieren können. Diese Angst kann sich noch verstärken, da der sexuelle Erlebnisdrang besonders unter Jugendlichen weitverbreitet ist. Sie haben nun Angst, jede ihrer vielleicht etwas fragwürdigen sexuellen Aktivitäten in der Vergangenheit sei ein sicheres Zeichen dafür, daß sie selbst „pervers" sein könnten. Unter diesen Umständen manifestieren sich die sexuellen Ängste normalerweise auf zweierlei Weise: Einige Jugendliche wenden sich verstärkt asketischen und religiösen Praktiken zu und vertreten puritanische Auffassungen. Andere gebrauchen eine deutlich sexuelle Sprache, verstärken ihre sexuellen Aktivitäten und kleiden sich provozierend.

Verwirrung. Normalerweise kann ein Kind nicht begreifen, wie ein „guter" Mensch so etwas Schlimmes tun konnte. Es kann nicht verstehen, daß sich ein Erwachsener für Sex mit einem Kind interessieren kann. Auch kennen sich Kinder und Jugendliche meist überhaupt nicht mit dem Rechtssystem aus. Manchmal dauert es lange, bis über Schuld oder Unschuld entschieden und die Strafe ausgesprochen wird.

Diese Verzögerung kann die Kinder noch wütender machen und sie noch mehr durcheinanderbringen.

Ein Interventionsmodell

Eine Anklage wegen sexuellen Mißbrauchs wirkt sich auf die gesamte Gemeinde aus, erzeugt seelische Traumata und macht die Menschen verletzlich. Hier ist ein aktives, schnelles Eingreifen vonnöten. Diejenigen, deren Aufgabe es ist, die Gemeinde zu unterstützen, empfinden das Problem oft wie einen Aal, der ihnen immer wieder durch die Finger schlüpft. Die oben angebotene Zusammenfassung der möglichen Reaktionen illustriert die Tatsache, daß es in jeder Situation eine Vielzahl von Anliegen, Bedürfnissen und Interventionsmöglichkeiten gibt.
Um ihre Aufgabe angemessen wahrnehmen zu können, müssen die Helfer die Gesamtsituation verstehen. Ein guter Ausgangspunkt ist es, bestimmte Zielgruppen, ihre Bedürfnisse und die vorhandenen Ressourcen und Interventionsmöglichkeiten zu erfassen.
Trotzdem bleibt die Frage nach den zu treffenden Entscheidungen und ihrer Durchführung offen. Jede Situation ist anders. Allerdings gibt es bestimmte allgemeine Prinzipien der Entscheidungsfindung, die über die jeweilige spezifische Situation hinausgehen. Diese können dabei helfen, Aktionsprogramme zu planen und zu bewerten.

Allgemeine Prinzipien

1. *Die Kirche muß jetzt die Initiative ergreifen und sich den Gemeindemitgliedern zuwenden, anstatt sich von ihnen zurückzuziehen.* Nichts ist wichtiger als sofortige psychologische und pastorale Hilfen. In einer emotionalen Krise sind die Betroffenen besonders offen für diejenigen, die ihnen zuerst Unterstützung anbieten – und erkennen ebenso deutlich, wer dies nicht tut. Die Ereignisse bedrohen die Bindung der Menschen an ihre Kirche, ihren Glauben und ihren Gott.

Nimmt die Kirche eine defensive Position ein, so besteht die Gefahr, daß die Verbindung abbricht. Kommt der Täter aus Kirchenkreisen, so ist das aktive Eingreifen der Kirche nötiger denn je, damit die Wunden heilen können.

2. *Jede der betroffenen Gruppen benötigt ihr eigenes Forum: einen Ort, wo Ängste geäußert werden können und wo man Informationen erhalten kann.* Neben der Vermittlung von Information wird durch diese Versammlungen die Angst der Betroffenen vermindert. Gefühle dürfen zum Ausdruck kommen. Dadurch kommt man etwas zur Ruhe und die Lösung der anstehenden Probleme wird erleichtert. Das Forum könnte eine Gemeindeversammlung sein, eine Eltern-Lehrer-Konferenz, ein Gespräch mit dem Pfarrer oder ein Brief, in dem die Eltern gebeten werden, Kontakt mit den Lehrern aufzunehmen, falls sie Fragen haben.

3. *Am besten ist es, die Gemeindeleitung und die natürlichen Kanäle innerhalb der Gemeinde zum Einsatz zu bringen und sich von außen soviel professionelle Beratung, Aufklärung, Hilfe und Unterstützung zu holen, wie benötigt wird.* Lehrer können meist besser mit ihren Schülern reden als Berater aus dem Schulamt. Eltern können ihre Kinder besser erreichen als jeder andere, und sei es ein Experte für Kinderpsychologie und sexuellen Mißbrauch. Dennoch sind diese Berater für Eltern und Lehrer außerordentlich wichtig. Sie vermitteln ihnen die nötigen Informationen, damit sie den Kindern bei der Aufarbeitung ihrer Gefühle zur Seite stehen können. Der Pfarrer ist oft am besten in der Lage, mit den betroffenen Familien Kontakt aufzunehmen und die allgemeinen Maßnahmen innerhalb der Gemeinde zu leiten. Doch auch für ihn ist es möglicherweise nötig, sich von anderen Personen beraten zu lassen, die mit derartigen Situationen bereits umzugehen wissen. Das Grundprinzip ist die Anleitung zur Selbsthilfe innerhalb der Gemeinde. Berater von außen sind dazu da, die Gemeindeführung und die Helfer zu unterstützen und ihr Selbstvertrauen und ihre Kompetenz im Umgang mit der Situation zu stärken.

Zur Bestimmung der jeweiligen Funktionen muß man das natürliche Netzwerk innerhalb der Gemeinde auf seine Stärken und Schwächen hin prüfen. Ob beispielsweise der Schulleiter oder der Pfarrer am besten mit einer bestimmten Lehrergruppe oder Familie umgehen kann, hängt ganz von der Situation in der jeweiligen Gemeinde ab. Die Prüfung der Gegebenheiten ist Voraussetzung für die Erstellung von Aktionsplänen (siehe unten) und für die Entscheidung über die Inanspruchnahme von Hilfe von außen.

Beziehungen zur Diözese

Es ist für die meisten Gemeinden sehr schwer, mit einer Anklage wegen sexuellen Mißbrauchs und ihren Folgen ohne Hilfe von außen zurechtzukommen. Zu intensiv sind die auftretenden Gefühle, zu komplex sind die psychischen und juristischen Umstände, zu fremd sind die Ereignisse. *Wir empfehlen unbedingt, sich an Instanzen und Vermittler der Diözese zu wenden.*

Kontakte auf Diözesanebene sind eine Stütze und verhelfen zu weiteren Informationen. Sie können die Gemeindeleitung enger zusammenschließen und dazu beitragen, die Stärken und Bedürfnisse der Angestellten besser zu erkennen, Helfer aus Gemeinde und Lehrerschaft anzuleiten und einen Aktionsplan zu formulieren. Diözesanangestellte sind oft über schulische, juristische und psychologische Interventionsmöglichkeiten besser informiert und können diese auch in die Wege leiten. Sie sorgen für Kontinuität, Koordination und Integration, für Folgemaßnahmen, und, was am wichtigsten ist, sie haben Erfahrungen mit anderen Gemeinden, die ähnliche Schwierigkeiten hatten.

Der Aktionsplan

Da die Probleme sich rasch verschlimmern können, müssen nach einer Anklage wegen sexuellen Mißbrauchs von Kindern die notwendigen Maßnahmen möglichst schnell in die Wege geleitet werden. Ein Aktionsplan läßt sich sowohl hinsichtlich seiner Methoden als auch seiner Komponenten beschreiben.

Die Methode zur Erstellung eines Aktionsplans sieht drei Schritte vor: 1) Bestimmung der Zielgruppen und ihrer Bedürfnisse; 2) Festlegung der Ressourcen und Interventionen; 3) Zuteilung der Aufgaben und Aufstellung eines Zeitplans. Wer sind die schwächsten Individuen und Gruppen? Welche Schwierigkeiten kann man voraussehen? Wer kann am besten mit ihnen umgehen? Welcher Kontext, welche Umgebung wäre am sinnvollsten? In welcher Reihenfolge und Anordung sollen die einzelnen Schritte durchgeführt werden? Diese Fragen führen zu einem systematischen Aktionsplan.
Man kann einen Aktionsplan und seine Komponenten so formulieren, daß er, von der spezifischen Situation einmal abgesehen, allgemein zu verstehen ist. Zunächst muß der Plan eine Möglichkeit zur kontinuierlichen Bereitstellung und Koordinierung von Informationen enthalten. Es muß Räume für Gespräche über Ängste, Fragen und/oder Problemlösungen geben. Selbsthilfe und gegenseitige Unterstützung innerhalb der Gemeinde sollten gefördert werden, wodurch ein inneres und äußeres Netzwerk entsteht, an dem besonders die schulischen und psychologischen Institutionen beteiligt sein müssen. Es ist wichtig, den Anliegen der Gemeindemitglieder in den regelmäßigen liturgischen Veranstaltungen der Gemeinde Raum zu geben, da häufig der Wunsch besteht, die Krise in das Gebet mit hineinzunehmen. Desweiteren sollte der Plan dafür sorgen, daß die Routine in Schule und Gemeinde während dieser schwierigen Zeit erhalten bleibt.
Wie der spezifische Aktionsplan einer Gemeinde auch aussehen mag, es gibt bestimmte gemeinsame Prinzipien für die Maßnahmen, die Erwachsenen und Kindern den Umgang mit den bereits beschriebenen Problemen erleichtern.

Hilfe für Erwachsene

1. *Die Helfer versuchen das Gefühl zu vermitteln, daß die Empfindungen und Reaktionen der Betroffenen normale, angemessene und zu erwartende Folgen des Geschehenen sind.* Damit die Betroffenen sich selbst annehmen können, ist eine Normalisierung der Gefühle und Reaktionen nötig. In ihnen

kommt die seelische Bedeutung des Geschehens zum Ausdruck. Als solche sind sie niemals gut oder schlecht, richtig oder falsch. Was immer eine Person empfinden mag, es ist angemessen. Der erste Schritt zur Bewältigung der Emotionen ist es, sie zu akzeptieren.

2. *Die Betroffenen benötigen Information und Aufklärung.* Anleitungen zum Gespräch mit den Kindern oder Informationen darüber, was man von den Untersuchungen und vom Rechtssystem erwarten kann, sind außerordentlich hilfreich. Mit diesen Kenntnissen fühlen sich die Menschen kompetenter und folglich weniger ausgeliefert und ängstlich. Aufklärende Interventionen helfen, die Gefühle wieder zu normalisieren und fördern die Selbstannahme.

3. *Die Gemeindemitglieder wollen unter Umständen ihre Anliegen ins Gebet mit hinneinnehmen.* Bibellesen, Ansprachen und Gebete helfen, das Gefühl des Verlassenseins zu vermindern und die Krise in das gemeinsame Gebetsleben der Gemeinde zu integrieren.

4. *Die schnellstmögliche Rückkehr zum „Normalzustand" wirkt ebenfalls heilend.* Die Rückkehr zur alltäglichen Routine in Familie, Schule und Gemeinde trägt dazu bei, das verletzte Ordnungsgefühl der Gemeindemitglieder wiederherzustellen. Die Dinge werden wieder vorhersehbar. Der Glaube der Betroffenen wird zumindest teilweise erneuert, ebenso wie ihr Vertrauen in sich selbst und in die Welt um sie herum.

Die Wiederherstellung der Routine sollte nicht mit der Verdrängung der Ereignisse verwechselt werden. Man kann gar nicht genug betonen, wie wichtig Gespräche und gegenseitiges Zuhören sind. Das Zulassen der Empfindungen führt zur Heilung, und nicht das innere Aufstauen der Gefühle. Auch das Zuhören wirkt therapeutisch, besonders, wenn die Zuhörer frei von Kritik oder Streitsucht sind. Eine annehmende, urteilsfreie Reaktion erleichtert es den Betroffenen, mit ihren eigenen Gefühlen zurechtzukommen.

Manchmal wird aufgrund der zeitlichen Umstände oder des Gewichts der Ereignisse mehr ausgelöst, als ein einzelner Mensch nur mit Hilfe seiner Familie und Gemeinde bewältigen kann. Hier kann der intensivere Austausch im Einzelgespräch mit einem Psychologen oder einer Psychologin helfen. Die Gemeindemitglieder können viel für die Erwachsenen tun, die von einer Anklage und/oder Verhaftung innerhalb der Gemeinde traumatisch betroffen werden. Sie können ihnen helfen, ihre Reaktionen zu normalisieren, sie können für Information und Aufklärung sorgen, die unterbrochenen Abläufe wieder in Gang setzen und einzelne im Bedarfsfall an Therapiemaßnahmen vermitteln.

Hilfe für Kinder

Ist das Vertrauen eines Kindes in die Erwachsenenwelt einmal verletzt, so folgt ein langsamer Heilungsprozeß, der Wochen oder Monate dauern kann, je nachdem wie sensibel das Kind ist. Nach den ersten Tagen des Schocks, der Verwirrung und der extremen Gefühle ist der Heilungsprozeß oft still und leise. Möglicherweise stellt das Kind unerwartete Fragen und reagiert anders als sonst. Vielleicht verhält es sich sehr auffällig oder im Gegenteil ganz unauffällig. Das Kind beschäftigt sich mal mehr, mal weniger stark mit den durch das Geschehen ausgelösten Gedanken und Gefühlen. Die juristischen Maßnahmen , die Befragungen, Prozesse und Urteilsverkündigungen, lassen das Trauma meist wieder lebendig werden.

1. *Wesentlich für den Heilungsprozeß von Kindern und Jugendlichen ist eine mitfühlende, stabile „stützende Umgebung", bereitgestellt durch die Erwachsenen, die sich um sie kümmern.* Sie gibt den Kindern Struktur und Halt. Nur so können sie die Realität des Traumas und den emotionalen Aufruhr bewältigen und langsam wieder Vertrauen in die Erwachsenenwelt und in sich selbst finden. Kinder benötigen in etwa dieselben Maßnahmen wie die Erwachsenen: Normalisierung der Reaktionen, genügend Information, wohlwollendes Zuhören und die Wiederaufnahme der unterbrochenen Routine. Das Kind ist von Eltern, Lehrern und Pfarrer abhängig; diese Personen können daher viel besser helfen als ein Kinderpsychologe.

2. *In fast allen Fällen ist es am besten, wenn zuerst die Eltern das Thema zur Sprache bringen.* Von äußerster Wichtigkeit

ist die Bereitschaft der Eltern, mit dem Kind über die Angelegenheit zu sprechen. Oft fühlen sie sich angesichts dieser Aufgabe hilflos: „Ich weiß nicht, was ich sagen soll. Ich bin zu durcheinander, um darüber zu reden.“ Beratungsgespräche mit kompetenten Personen können den Eltern helfen, den rechten Zeitpunkt und die rechten Worte zu finden und das Kind einzuladen, gemeinsam über das Ereignis und die dadurch ausgelösten Gefühle zu sprechen.
Haben die Eltern ihre Gesprächsbereitschaft gezeigt, so sollten sie den Wunsch des Kindes respektieren, jetzt oder erst zu einem späteren Zeitpunkt mit ihnen zu reden. Das Kind fühlt sich bestärkt, wenn die Eltern bereit sind, sich beim Gespräch über solch schmerzhafte Ereignisse dem Tempo des Kindes anzupassen. Kleinere Kinder geben vielleicht einen kurzen Kommentar ab wie „Ich hasse ihn“, oder „Ich vermisse ihn“, und wollen dann zum Spielen nach draußen gehen. Lassen die Eltern das Kind spüren, daß seine Gefühle, Gedanken und Fragen normal sind, so fällt es ihm leichter, die Realität zu akzeptieren und sein Selbstwertgefühl wiederherzustellen.
Man muß wiederholten Fragen von Kindern mit geduldiger Toleranz begegnen. Oft stellen sie dieselbe Frage mehrmals, selbst nach Monaten, auch wenn sie bereits genau beantwortet wurde. Diese wiederholten Fragen entstehen, weil die Kinder Angst haben und durcheinander sind. Die (wiederholte) Erklärung der Eltern wirkt beruhigend.
Falls der mutmaßliche Täter die Gemeinde oder Schule verlassen mußte, kann es den Kindern helfen, wenn sie die Gelegenheit erhalten, ihm ihre Gefühle zum Ausdruck zu bringen. Einige Kinder wollen ihm Briefe oder Postkarten schicken. Hier sollte der Direktor oder Pfarrer ihnen versprechen, für die Weiterleitung dieser Post zu sorgen.
3. *Es ist absolut wesentlich, daß die Eltern ehrlich sind und weder die Unwahrheit sagen, noch einem vom Kind angesprochenen Thema ausweichen.* Zwei Dinge sind grundlegend wichtig, wenn es darum geht, das Vertrauen in die Erwachsenen wiederherzustellen, nämlich, daß diese den Kindern gegenüber ehrlich sind und daß sie ihre Versprechen halten. Werden die Eltern mit Fragen über die Tat oder deren Moti-

vation konfrontiert, die sie nicht beantworten können, so sagen sie am besten, daß sie die Antwort nicht wissen. Typische Fragen sind: „Warum hat er das gemacht? Kommt er jetzt ins Gefängnis?“ Antwortet ein Erwachsener: „Ich weiß es nicht ... ich wünschte auch, ich könnte das alles besser verstehen“, kann er so die Ängste der Kinder besänftigen. Sie gewinnen neuen Mut und neue Hoffnung; sehen sie doch, daß die Erwachsenen auch inmitten von verwirrenden und aufwühlenden Ereignissen weiterleben können.

Das Halten von Versprechen ist bei der Kindererziehung immer wichtig, doch während des Heilungsprozesses gewinnt es besondere Bedeutung. Jedes eingelöste Versprechen ist für das Kind ein Zeichen dafür, daß die Erwachsenenwelt immer noch sein Vertrauen verdient, obwohl ein einzelner Erwachsener dieses Vertrauen mißbraucht hat.

In den Wochen und Monaten unmittelbar nach der Aufdeckung der Tat kann man davon ausgehen, daß die Gefühle im Aufruhr sind und daß das Kind sich anders verhält als sonst. Wesentlich für die zur Heilung benötigte „stützenden Umgebung“ ist es, daß die Erwachsenen diesen Vorkommnissen sensibel begegnen. Sensibilität sollte jedoch nicht mit Beliebigkeit oder dem völligen Aufheben von Grenzen verwechselt werden. Das Kind braucht jetzt mehr als je zuvor das Gefühl der Sicherheit, das sich aus einer stabilen häuslichen und schulischen Routine ergibt.

Mit der Zeit und mit Hilfe der Erwachsenen gewinnen die meisten Kinder ein „wissenderes“, echtes Gefühl von Vertrauen und Sicherheit zurück. Bei einigen Kindern ist dies jedoch nicht der Fall. Sie sind weiterhin verstört und/oder haben Verhaltensprobleme. Psychologische Fachleute, die in der Behandlung von sexuell mißbrauchten Kindern erfahren sind, können diesen Kindern helfen, ihr seelisches Gleichgewicht wiederzufinden. Kinder, die Opfer eines sexuellen Mißbrauchs geworden sind, sollten von einem auf die Beurteilung und Behandlung derartiger Probleme spezialisierten Psychiater, Psychologen oder klinischen Sozialarbeiter untersucht werden. Die Gemeinde- oder Schulleitung kann den Eltern helfen, indem sie sie auf solche Spezialisten hinweist.

Kommt es in einer Gemeinde zu einem Fall sexuellen Mißbrauchs, so werden die Erwachsenen den Bedürfnissen der betroffenen Kinder am besten gerecht, indem sie erkennen, daß die Heilung ein Prozeß ist, und indem sie den Kindern eine stabile Umgebung schaffen, ihre Reaktionen zulassen, ihnen zuhören und mit ihnen über ihre Gefühle sprechen, ehrlich sind, ihre Versprechen halten, an der alltäglichen Routine festhalten und die Symptome der Kinder von Spezialisten diagnostizieren lassen.

Schluß

Wir haben immer wieder darauf hingewiesen, daß eine Anklage wegen sexuellen Mißbrauchs eine Gemeinde total erschüttern und zu einer allgemeinen Krise führen kann. Die Menschen sind verschreckt und überwältigt und fühlen sich gleichzeitig völlig hilflos, da sie nicht wissen, wie sie den vielen Problemen begegnen sollen, die jetzt auf sie zukommen. Sie finden sich in einer Situation wieder, die sie sich niemals vorgestellt haben und in der sich vielleicht ihre schlimmsten Träume verwirklichen.

Selbst angesichts der Schwere und Komplexität dieser Probleme sind wir davon überzeugt, daß eine Gemeinde über ein außerordentlich großes Heilungspotential verfügt. Mit Hilfe verantwortlicher Führungskräfte, funktionierender Informationskanäle und Unterstützung von außen können diese Kräfte mobilisiert werden. So werden Angestellte und Mitglieder in die Lage gebracht, auf die Bedürfnisse ihrer Gemeinde angemessen eingehen zu können. Sofortige, aktive Interventionen helfen nicht nur, emotionale Wunden zu heilen, sondern sorgen dafür, daß Gemeindemitglieder sich selbst, anderen und der Kirche wieder vertrauen können.

Literatur:

Finkelhor, D.: *Sexually Victimized Children*. New York:Free Press, 1979.

Russell, D.: Invidence and Prevalence of Intrafamilial and Extrafamilial Sexual Abuse of Female Children. *Journal of Child Abuse and Neglect,* 7, 1983, 133–139.

Carol Stanton

Offizielle Maßnahmen nach einer Anklage wegen sexuellen Mißbrauchs

Gedanken einer Referentin für Öffentlichkeitsarbeit auf Diözesanebene

Ein hypothetisches Szenarium

Später Donnerstagnachmittag

Der Kanzler beeilt sich, den Berg von Post auf seinem Schreibtisch zu bearbeiten, denn er will nach Hause. Morgen ist sein freier Tag. An diesem Wochenende vertritt er einen Priester in einer Landgemeinde. Das Telefon klingelt. Am anderen Ende der Leitung ist ein sehr aufgeregter Mann. Dessen zwölfjähriger Sohn, so erzählt er, sei vom Gemeindepfarrer nicht nur einmal, sondern gleich mehrmals unsittlich berührt worden; auf Ministrantenfreizeiten und sogar in der Sakristei. Er verlangt, der Bischof solle auf der Stelle etwas unternehmen.

Der Kanzler bittet den Mann, mit niemandem über die Sache zu sprechen. Er verspricht, den Bischof zu informieren und danach sofort wieder mit ihm Kontakt aufzunehmen. Insgeheim denkt er: „Ich kenne diesen Priester. Ich kann mir nicht vorstellen, daß er so etwas getan hat. Der Mann ist wahrscheinlich ein Unruhestifter. In dieser Gemeinde gibt es solche Leute. Das Ganze ist bestimmt eine Überreaktion. Ich werde den Priester anrufen."

Der Kanzler versucht, den Priester telefonisch zu erreichen, doch der hat gerade seinen freien Tag. Er möchte bei der Gemeindehelferin eine Nachricht hinterlassen. Sie hat nicht genau verstanden, wer er ist und bittet ihn, seinen Namen zu buchstabieren. Er hängt ein und denkt: „Ich werde den Bischof nicht mit der Sache belästigen, bis ich mehr Fakten in der Hand habe. Es könnte ja sein, daß überhaupt nichts passiert ist." Er nimmt sich vor, am Abend daheim mit dem Priester zu telefonieren. Dann ruft er den Vater des Jungen an und sagt ihm, daß er den Fall bearbeiten und ihn am

nächsten Morgen wieder anrufen werde. Er beendet seine Arbeit und verläßt das Büro.
An diesem Abend erfährt er, daß sein Vater schwer erkrankt ist. Er bittet einen Freund, den Wochenenddienst für ihn zu übernehmen und fährt sofort zu seinem Vater.

Freitag, 10.30 Uhr vormittags

Im Ordinariat verlangt ein Anrufer, den Kanzler zu sprechen. Der Sekretär erklärt, dieser sei den ganzen Tag nicht da. Der Anrufer besteht darauf, mit ihm zu reden, doch der Sekretär sagt, es sei sein freier Tag und man könne ihn unmöglich ereichen. Der Anrufer wird wütend und will unbedingt den Bischof sprechen. Er wird mit der Sekretärin des Bischofs verbunden und erfährt von ihr, daß der Bischof bis zum folgenden Montag nicht in der Stadt sein wird. Der Anrufer wird immer zorniger. Er sagt, dies sei eine sehr delikate Angelegenheit, in der es um seinen Sohn und den Gemeindepriester ginge. Die Sekretärin sagt, sie könne dies niemand anderem anvertrauen, nur der Kanzler sei dafür zuständig. Der Mann hinterläßt seine Telefonnummer und bittet sie, jemanden zu finden, der ihn zurückrufen könne. Sie legt die Nachricht auf den Schreibtisch des Kanzlers zu den anderen Postsachen.

Sonntagmorgen

Auf der Titelseite der örtlichen Zeitung erscheint ein Artikel, in dem ein Vater behauptet, sein minderjähriger Sohn sei von einem Priester sexuell belästigt worden. Der Reporter, der am Wochenende im Ordinariat niemanden erreichen konnte, schreibt einen vorsichtig formulierten Bericht.
Die Identität des mutmaßlichen Opfers und seiner Familie wird nicht preisgegeben. Der Name des beschuldigten Priesters taucht nirgends auf. Man liest einzig, er sei ein katholischer Priester und die Eltern hätten weder vom Bischof noch vom Kanzler der Diözese irgendeine Stellungnahme erhalten. Beide werden namentlich genannt.
An diesem Punkt des hypothetischen Falls würde die Situati-

on rasch außer Kontrolle geraten. Nicht mehr das Ordinariat kontrolliert die Lage, sondern die Medien und der Anwalt, den der Priester mit Sicherheit engagieren wird. Das Traurige dabei ist, daß niemand im Ordinariat sich böswillig verhalten hat, daß aber alle der Angelegenheit ausgewichen sind. Leider ist dieses Szenarium keine völlige Fiktion, sondern beruht auf tatsächlichen Fällen in diesem Land. Es ist der Alptraum eines jeden Referenten für Öffentlichkeitsarbeit.

Eine Antwort – fünf Punkte

Nun folgt ein Fünf-Punkte-Plan, anhand dessen man offizielle Reaktionen auf Beschuldigungen wegen sexuellen Mißbrauchs innerhalb der Diözese oder Gemeinde gestalten, den man aber auch auf die Gesamtkirche übertragen kann:

1. *Richten Sie Krisenstäbe für den Umgang mit den Medien ein.* Mit sexuellen Skandalen sollte sich nicht nur ein einziger Vertreter einer Institution befassen. Einige Diözesen richten Krisenstäbe ein, zu denen etwa folgende Schlüsselfiguren gehören könnten: Bischof, Kanzler, Generalvikar, Referent für Öffentlichkeitsarbeit, Anwalt und ein oder zwei Diözesanbeamte. Die Arbeit im Team sorgt dafür, daß immer jemand da ist, der etwas tun kann – anders als im obigen Fall, wo die gesamte Verantwortung bei einer einzigen Person lag, die noch dazu nicht da war. So können sich mehrere schlaue Köpfe in einer Streßsituation bewähren und finden hoffentlich eine ausgeglichene und umfassende Lösung.

2. *Leiten Sie eine umgehende und persönliche Stellungnahme in die Wege.* Aus juristischen und pastoralpsychologischen Gründen sollte dies auf der Stelle geschehen. In Orlando, Florida, der Heimatdiözese der Autorin, verlangt das Gesetz, daß ein mutmaßlicher Kindesmißbrauch umgehend den State Human Resource Services gemeldet wird. Zusätzlich hat die Diözese noch ihre eigenen Richtlinien für die Meldung eines Mißbrauchs.

Im obigen Fall war der Kanzler nicht bereit, dem aufgebrachten Vater und seiner Familie in einer Krisensituation unmittelbare und persönliche pastorale Hilfe zuteil werden zu lassen. Er, oder ein Vertreter der Diözese, sollte die Familie besuchen, ihnen versichern, daß die Kirche sich um ihren Schmerz kümmere, und ihnen kirchliche Hilfen anbieten. Auch der beschuldigte Priester muß persönlich aufgesucht werden. Falls er tatsächlich schuldig ist, wird er therapeutische Hilfe benötigen, falls nicht, braucht er dennoch Beistand und, soweit erforderlich, einen Anwalt.
Stellt sich heraus, daß ein Priester pädophil ist, so kann dies schwere Folgen für die Moral seiner Amtsbrüder haben. Der Bischof ist der einzige, der hier angemessen reagieren kann. Die Priester brauchen ihren Bischof jetzt, er muß für sie Zeit haben, ihnen offene Antworten geben und ihnen zeigen, daß er Anteil nimmt und ihnen hilft.
Ob der Bischof anderen von der Krise Betroffenen unmittelbar zur Verfügung steht, hängt von den Umständen ab. Es gibt entsetzliche Fälle, die die Öffentlichkeit so unmittelbar betreffen, daß eine persönliche Stellungnahme der höchsten Autoritäten unbedingt notwendig ist. Manchmal genügt es auch, wenn sich Mitglieder des Krisenstabs persönlich einschalten. Wir müssen immer daran denken, daß der Bischof gewissermaßen der „letzte Ausweg“ ist. Seine persönliche Anwesenheit sollte möglicherweise für einen späteren Zeitpunkt aufgespart werden.
Oft haben Eltern den Eindruck, daß der Täter mehr institutionelle Hilfe bekommt als das Opfer. Die nötige pastorale Betreuung von Opfer und Angeklagtem ist für die Kirchenleitung ein schwieriger Seiltanzakt.

3. *Entfernen Sie den Angeklagten*. Beim ersten Hinweis sollte die Diözese den Risikorfaktor entfernen. Ist die als pädophil beschuldigte Person ein Priester, so sollte er kurzfristig suspendiert werden, um potentielle zukünftige Opfer zu schützen. Dies könnte einen zweiwöchigen Urlaub bedeuten, oder aber eine Krankschreibung. Handelt es sich um eine Lehrkraft, so muß sie die Schule verlassen. Dies mag als zu hart erscheinen und wirkt schon fast wie ein Eingeständnis der

Schuld. Falls die Beschuldigungen sich jedoch als wahr herausstellen, muß der Pädophile unbedingt aus einem Umfeld entfernt werden, daß es ihm ermöglicht, eventuell noch mehr Kinder zu verletzen. Nur so werden andere potentielle Opfer geschützt.
Selbst wenn der Beschuldigte sofort suspendiert wird, werden andere Eltern immer noch aus verständlichen Gründen zornig sein und Angst haben, daß auch ihre Kinder ihm zum Opfer gefallen sind. Einige reagieren vielleicht hysterisch, andere verfolgen den Fall einzig aus Sensationslust. Wieder andere mißbrauchen die Situation, um damit die Tatsache zu rechtfertigen, daß sie die Kirche und ihre Priester ablehnen. Im allgemeinen wünschen sich die Eltern jedoch nichts weiter als die Garantie, daß der Pädophile nie wieder die Möglichkeit bekommt, Kindern ein Leid zuzufügen.
Stellen sich die Anschuldigungen als unwahr heraus, so schützt die zeitweilige Suspendierung des Beschuldigten den Bischof vor dem Vorwurf, bei den ersten Anzeichen nicht sofort die notwendigen Maßnahmen ergriffen zu haben. Gleichzeitig versichert sie den Eltern und der Gemeinde, daß die Kirche die Situation ernstnimmt und die ihr anvertrauten Kinder mit allen Mitteln schützen will.

4. *Bestimmen Sie einen Sprecher / eine Sprecherin und setzen Sie eine öffentliche Erklärung auf.* Sobald die Nachricht in die Öffentlichkeit gedrungen ist, erfordert sie auch eine öffentliche Stellungnahme. Ein völliges Verschweigen ist unmöglich, sehr wohl aber kann man die Tendenz der Berichterstattung bestimmen. Eine direkte und ehrliche Antwort hilft, den rasch eskalierenden, gegen die Kirche gerichteten Zorn und das Mißtrauen der Öffentlichkeit zu zerstreuen.
Der Medien-Krisenstab sollte sich treffen, die Situation beurteilen und den Inhalt der Stellungnahme sowie den Sprecher/die Sprecherin bestimmen. Diese Person ist von außerordentlicher Bedeutung. Als Referentin für Öffentlichkeitsarbeit würde ich die Kollegen und Gemeindemitglieder des Beschuldigten ebenso wie die Diözesanangestellten darum bitten, alle Anfragen der Medien an den Sprecher weiterzuleiten. Normalerweise ist dieser nicht gleichzeitig der Anwalt

der Diözese, doch alle Stellungnahmen sollten vor ihrer Veröffentlichung vom Anwalt geprüft werden.
Entscheidend ist eine sorgfältig formulierte Stellungnahme. Schlechte Erfahrungen haben gezeigt, daß ein zu eindeutig auf die Verteidigung der Institution oder des Beschuldigten angelegter Kommentar oft negativ auf die Kirche zurückwirkt. Die Stellungnahme sollte eine pastorale Tendenz haben und die Wahrheit so darstellen, wie sie bekannt ist. Sind die Geschehnisse bereits allgemein bekannt, so ist eine Pressekonferenz angebracht. Auch hier sollte die Stellungnahme ausformuliert sein und vom Sprecher vorgelesen werden, der sich danach zur Beantwortung von Fragen bereiterklärt.
Dieser erste Austausch mit den Medien ist vielleicht nur der Anfang. Negative Berichte über die Kirche sind wie Katzen, sie haben viele Leben und springen einen dann an, wenn man es am wenigsten erwartet. Wir hatten einen Fall von Pädophilie, der starke Beachtung in den Medien fand, da es zum Prozeß kommen sollte. Doch die ganze Angelegenheit wurde außerhalb des Gerichts geklärt. Später wurde der Fall in einer landesweit erscheinenden Zeitung in einem Artikel über Pädophilie in der katholischen Kirche erwähnt, und beinahe ein Jahr danach tauchte er in der Fernsehsendung „20/20“ des Senders ABC auf. So eine „Kettenreaktion“ ist nichts Ungewöhnliches.

5. *Sagen Sie die Wahrheit.* Es ist unbedingt wichtig, bei der Wahrheit zu bleiben. Geheimnistuerei, Schweigen oder die Nichtverfügbarkeit der Kirchenleitung tragen nur zum Zorn und Mißtrauen der Gemeinde bei. Die Kirche hat sich zu lange auf ihre aus der Geschichte nur allzu bekannte Verschwiegenheit verlassen. In diesem Fall muß sie an die Öffentlichkeit gehen; zumindest muß sie dafür sorgen, daß der Fall den juristischen Autoritäten gemeldet wird. Niemals sollte sie Zeitungsreporter anlügen oder das eigene Versagen damit zu verschleiern versuchen, daß sie durch Hinweise auf die Schwachstellen anderer Personen oder Institutionen davon ablenkt. Vielleicht sind die Medien wirklich in gewisser Weise „antikatholisch“ eingestellt, doch wir erweisen uns selbst einen schlechten Dienst, wenn wir unsere eigenen

Fehler nicht direkt und offen zugeben. Der Versuch, die Dinge zu verschleiern, ist nicht nur moralisch unakzeptabel, sondern auch kontraproduktiv.

Der ganzen Sache ein Ende setzen

Der Referent oder die Referentin für Öffentlichkeitsarbeit und der gesamte Medienausschuß muß ein Gefühl dafür haben, wie sehr die Moral der Diözese und der Gemeinden geschädigt wird. Negative Berichte, besonders über Priester, verführen zum „Tunnelblick“: Die gesamte Kirche wird als krank, geheimnistuerisch und schlecht angesehen. Auf der anderen Seite gibt es nichts Ungesünderes als so zu tun, als seien wir vollkommen und ohne Schwächen.

In derartigen Situationen sollte man verstärkt die „Gute Nachricht“ unserer Kirche und die gute Arbeit vieler ihrer Mitglieder betonen. Der Referent für Öffentlichkeitsarbeit wird sich wohl für die Veröffentlichung ausgleichender Berichte in den Medien einsetzen. So wird das Gleichgewicht der öffentlichen Wahrnehmung wiederhergestellt und die innere Moral gestärkt.

In der Kirche gibt es Menschen, die der Meinung sind, es solle uns egal sein, welches Bild wir dem Rest der Öffentlichkeit geben. Sie sagen: „Unser Tun spricht für sich selbst, wir haben es nicht nötig, uns bei irgendjemandem zu entschuldigen.“ Mehr als alle anderen Einrichtungen sollte jedoch die Kirche den Wert und die Bedeutung echter Reue kennen. Bei sexuellen Skandalen, besonders bei Pädophilie, müssen wir uns entschuldigen, und zwar öffentlich. Es geht dabei um das Opfer, um den Pädophilen und um unser eigenes Versagen als Institution. Alles andere ist ein Rückzug auf die Vergangenheit und zeugt für ein Kirchenverständnis, das auf Verschlossenheit und Abwehr begründet ist. Wir müssen offen und mitfühlend mit all denen umgehen, die in einem derartig tragischen Netz verstrickt sind.

Myriam Wijlens

Kirchenrechtliche Aspekte

Täglich werden Tausende von Kindern der Obhut der Kirche anvertraut: Sie besuchen Kindergärten und Schulen, leben in Heimen, sind Meßdiener(-innen) oder Mitglieder von Jugendgruppen ihrer Pfarrei. Ihre Eltern schicken sie dorthin in dem Vertrauen, daß die Kinder dort „gut aufgehoben sind". Die Mitarbeiter der Kirche gelten als zuverlässige und engagierte Menschen, denen oft schon deswegen vertraut wird, weil sie bei der Kirche angestellt sind. Die Kirche hat im Laufe der Zeit eine gewisse Reputation erlangt: Gerade sie hat sich immer um die Schwächsten der Gesellschaft gekümmert. Man denke z.B. an die vielen Ordensgemeinschaften, die sich der Erziehung und der Unterrichtung von Kindern gewidmet haben. Besonders Kindern aus sozial schwächeren Familien wurde von diesen Institutionen eine Chance gegeben, ihre Fähigkeiten zu entfalten. In diesem Sinn hat die Kirche zur Entwicklung und zum Wohlstand der Gesellschaft beigetragen. Aufgrund ihres sozialen Engagements, und weil sie den Ruf des Herrn „was ihr für einen meiner geringsten Brüder [und Schwestern] getan habt, das habt ihr mir getan" (Mt 25,40) ernstgenommen hat, vertrauen Eltern ihre Kinder der Kirche an.

In den letzten Jahren ist jedoch deutlich geworden, daß dieses Vertrauen von einzelnen mißbraucht wurde. Die übrigen Kapitel dieses Buches zeigen, welch schmerzhafte Erfahrung Kinder, ihre Eltern und die Glaubensgemeinschaft machen müssen, wenn bekannt wird, daß ein Kleriker ein Kind mißbraucht hat. Nicht nur Schmerz, sondern Wut bis hin zum totalen Vertrauensverlust offenbart sich, wenn sich zusätzlich herausstellt, daß die Leitung des Bistums oder der Ordensgemeinschaft schon längst Vermutungen über das Verhalten dieses Klerikers hatte und nichts unternommen oder die problematische Person einfach versetzt wurde. Während der Mißbrauch vielleicht noch als eine Krankheit oder Störung des Täters angesehen werden kann, findet die Un-

terlassung einer angemessenen Reaktion auf Gerüchte oder Wissen um das Verhalten eines Klerikers durch den Bischof oder den Ordensoberen keine Entschuldigung. Und zu Recht, denn damit haben sie sich insbesondere nicht um die Kinder, die Schwächsten der Glaubensgemeinschaft, gekümmert. Gerade weil es die Kirche betrifft, ist der Vertrauensverlust so groß.
Ziel dieses Beitrages ist es, die kirchenrechtlichen Aspekte im Fall eines (möglichen) Mißbrauchs aufzuzeigen. Dem Beitrag liegt das allgemeine Ziel des Kirchenrechts zugrunde, dem Seelenheil aller Gläubigen, d.h. des Opfers, Täters und der Glaubensgemeinschaft zu dienen. Im Rahmen dieses Buches ist es nicht möglich, eine allgemeingültige Handlungsweise anzubieten, weil hierzu eine interdisziplinäre Zusammenarbeit von Experten unterschiedlicher Fachbereiche wie Zivilrecht, Medizin, Psychologie, Pastoraltheologie und Kirchenrecht erforderlich wäre. Deswegen können hier lediglich kirchenrechtliche Aspekte aufgezeigt werden, die in solch einer Handlungsweise beachtet werden sollten.

Die betroffenen Personen

Im Falle eines sexuellen Mißbrauchs sind mehrere Personen oder Personengruppen involviert.
1. Das *Opfer* kann sowohl ein Minderjähriger als auch ein Erwachsener, der als Minderjähriger mißbraucht wurde, sein. Nach dem Strafrecht der katholischen Kirche gilt als minderjährig in bezug auf sexuellen Mißbrauch jeder Mensch, der das sechzehnte Lebensjahr noch nicht vollendet hat (c. 1395 § 2 – Text des Gesetzes siehe Anlage). Der Minderjährige wird im Falle einer Beschuldigung oder formellen Anklage oft vertreten durch seine Eltern, Vormünder oder Pfleger. Dies ist auch im Prozeßrecht der Fall (c. 1478).
Obgleich die Verjährung für ein kirchliches Strafverfahren bezüglich sexuellen Mißbrauchs fünf Jahre beträgt (c. 1362), darf aus pastoraler Perspektive eine Beschuldigung, die nach Ablauf der Verjährungsfrist eingeht, nicht einfach ignoriert werden. (Papst Johannes Paul II. hat für Delikte im Sinne

von c. 1395, die nach dem 24. April 1994 begangen wurden, diese Gesetzgebung für fünf Jahre für das Territorium der Bischofskonferenz der Vereinigten Staaten geändert: Das Lebensalter der Minderjährigen in Bezug auf c. 1395 § 2 ist auf achtzehn Jahre angehoben worden; eine Anklage verjährt erst bei Vollendung des achtundzwanzigsten Lebensjahres des Opfers.)

Neben dem sexuellen Mißbrauch von Minderjährigen gibt es auch sexuellen Mißbrauch von Erwachsenen innerhalb einer pastoralen Beziehung. Auch eine Klage diesbezüglich muß gehört werden. Bei diesem Mißbrauch handelt es sich oft um Mißbrauch des Amtes: ein Erwachsener (Mann oder Frau) sucht Hilfe bei der Kirche und wird dann Opfer der sexuellen Bedürfnisse des „Hilfeleistenden". Ebenso wie eine medizinische oder psychologische Beziehung darf auch eine pastorale Beziehung nie eine sexuelle Komponente haben. Auch wenn ein Hilfesuchender eine sexuelle Beziehung zu einem Hilfeleistenden haben möchte, gehört es zur Professionalität des Hilfeleistenden, nicht darauf einzugehen.

2. Der *Täter* kann sowohl Kleriker als auch Laie sein. Unter Klerikern versteht das Kirchenrecht einen (ständigen) Diakon, Priester oder Bischof. Da jedoch im Falle eines Bischofs die Zuständigkeit beim Papst liegt (c. 1405), wird in diesem Beitrag der Begriff Kleriker als Sammelbegriff für Diakone und Priester angewendet, die entweder in einem Bistum oder in einem Ordensinstitut inkardiniert sind.

Die Laien, die als Täter in diesem Kontext in Betracht kommen, sind entweder Mitglieder eines Ordensinstitutes (Schwestern und Brüder) oder sie üben mit einem Auftrag des Bischofs eine pastorale Tätigkeit aus (z.B. Pastoralassistenten oder -referenten). Die Täter können sowohl Männer als auch Frauen sein.

3. Der *Bischof* oder ein höherer Ordensoberer ist aus kirchenrechtlicher Perspektive vielleicht die wichtigste Person im Fall einer Anklage, weil er eine große Verantwortung hat. Während der Ordensobere nur für die Mitglieder seiner Gemeinschaft zuständig ist, ist der Bischof nicht nur verantwortlich für diejenigen, die in seinem Auftrag arbeiten, sondern hat sich um *alle* „Gläubigen zu kümmern, die seiner

Sorge anvertraut werden, gleich welchen Alters, welchen Standes oder welcher Nation“ (c. 383). Weiterhin hat der Bischof sich auch um die Nichtkatholiken, die in seinem Gebiet wohnen oder sich dort aufhalten, zu kümmern.

Der Bischof hat eine besondere Verantwortung für die Opfer und ihre Angehörigen. Sie können auf Grund des Fehlverhaltens des Klerikers oder Pastoralreferenten so sehr ihr Vertrauen verloren haben, daß sie nicht in der Lage sind, die ordentlichen Formen der Seelsorge in Anspruch zu nehmen. Der Bischof ist jedoch gehalten, sich gerade um Menschen zu kümmern, die aus dem „normalen Rahmen fallen“ (c. 383 § 1). Dies ist eine persönliche Verantwortung des Bischofs, die er entweder selbst ausüben oder delegieren kann. An dieser Stelle muß betont werden, daß es zum Wesen des Bischofsamtes gehört, sich um die Opfer und ihre Angehörigen zu kümmern, und es nicht nur um eine „Öffentlichkeitsfrage“ geht. (Das Strafrecht bestätigt dies, indem die Unterlassung einer Handlung kirchlicher Gewalt, eines kirchlichen Dienstes oder einer kirchlichen Aufgabe aus schuldhafter Nachlässigkeit mit einer gerechten Strafe belegt werden kann [c. 1389 § 2].)

Der Bischof hat auch eine besondere Verantwortung für die Kleriker und Laien, die in seinem Auftrag arbeiten und die des sexuellen Mißbrauchs zu Recht oder zu Unrecht beschuldigt worden sind. Insbesondere den Priestern gegenüber hat er die Verpflichtung, „ihre Rechte zu schützen und dafür zu sorgen, daß sie die ihrem Stand eigenen Verpflichtungen richtig erfüllen“ und daß sie die geistlichen, intellektuellen und materiellen Mittel haben, die sie benötigen (c. 384).

Da der Bischof für alle Gläubigen verantwortlich ist, werde ich mich im weiteren auf seine Aufgabe beschränken. Aus dem Kontext wird sich ergeben, inwieweit sich dieses auch auf die Ordensoberen bezieht.

4. Die *Glaubensgemeinschaft*, wie z.B. die Pfarrei, deren Vertrauen beschädigt wurde, spielt zwar im Falle eines Mißbrauchs aus kirchenrechtlicher Perspektive keine direkte Rolle, sie darf aber pastoral gesehen nicht außer Betracht gelassen werden. Da der Bischof sich um alle Gläubigen kümmern muß, soll er – wenn notwendig – eine pastorale

und psychologische Betreuung anbieten. Dies könnte dazu beitragen, daß das Vertrauen in die Bistumsleitung nicht verlorengeht.

5. Die *Arbeitskollegen*, *Ordensmitglieder*, Ehepartner und eventuellen Kinder des Täters sind oft sehr überrascht und verwirrt. Obgleich auch sie aus kirchenrechtlicher Perspektive keine direkte Relevanz haben, ist auch hier eine pastorale und/oder psychologische Betreuung angebracht, sollte das gewünscht werden.

Was ist nach Kirchenrecht sexueller Mißbrauch?

Nach der Lehre der katholischen Kirche sind alle gehalten, gemäß ihres Kirchenstatus' enthaltsam zu leben.

Für Kleriker gibt es besondere Strafen hinsichtlich sexuellen Mißbrauchs, da sie gehalten sind, eine vollkommene und immerwährende Enthaltsamkeit zu wahren (c. 277 §1). Weiterhin müssen Kleriker nicht nur vorsichtig sein hinsichtlich der Moralität ihrer Handlungen, sondern sie sollen auch mit Klugheit hinsichtlich ihres Verhaltens vorgehen, da dies auf ihre Einstellung zur Enthaltsamkeit hinweisen könnte (c. 277 §2). Ein Kleriker, der als verheirateter Mann geweiht wurde (ständiger Diakon), ist mit Ausnahme zu seiner Ehefrau auch zur Enthaltsamkeit gehalten.

Ordensmitglieder (Kleriker und Nichtkleriker) haben sich durch das Gelübde zu vollkommener Enthaltsamkeit verpflichtet. Ein Mitglied kann deswegen aufgrund der in c. 1395 § 2 genannten Staftaten aus dem Institut entlassen werden (cc. 695, 729, 746).

Auch Laien sollen mit Ausnahme ihres Ehepartners allen Personen gegenüber enthaltsam leben. Zwar sagt der Codex nichts über Laien, die mit einem pastoralen Auftrag des Bischofs tätig sind, jedoch sind sie oft nach Partikularrecht oder Arbeitsverhältnis gehalten, in Übereinstimmung mit den Sitten und der Lehre der Kirche zu leben.

Ein Verstoß gegen diese Lehre der Kirche, die sich im Gesetzbuch oder Arbeitsverhältnis in einem juristischen Kontext wiederfindet, kann ein öffentliches Ärgernis erregen.

Das ist der Grund, warum der Bischof das Recht hat, Normen oder Richtlinien zu erlassen, die sich auf diese Verpflichtung beziehen. Es ist auch der theologische Grund für die Entscheidung der Kirche, in c. 1395 einige ernsthafte Formen von sexuellem Mißbrauch durch Kleriker, wie z.B. Mißbrauch von Minderjährigen, als kanonische Delikte zu klassifizieren.

Der zweite Paragraph des c. 1395 handelt nicht nur von einer Verfehlung gegen das sechste Gebot, sondern beinhaltet zusätzlich Verfehlungen, die unter Anwendung von Gewalt, Drohungen, in der Öffentlichkeit oder mit Minderjährigen unter sechzehn Jahren begangen wurden. Die Straftat braucht nach dem Gesetz keinen vollständigen Geschlechtsverkehr zu beinhalten; der Mißbrauch soll auch nicht mit den Definitionen von sexuellem Mißbrauch oder anderen Straftaten aus dem zivilen Recht gleichgesetzt werden. Es geht hier nämlich nur um eine objektive schwere Verfehlung des Enthaltsamkeitsgebotes. Wenn Zweifel besteht, ob eine Handlung unter diese Definition fällt, können Moraltheologen oder andere Sachverständige zur Beratung herangezogen werden. Wenn man in diesem Rahmen den Begriff „sechstes Gebot“ auf Ehebruch beschränkt und somit das Gesetz unwirksam macht, ist zu beachten, daß es Absicht des Gesetzgebers gewesen ist, von einem „Sittlichkeitsvergehen“ zu sprechen. Dies wird bestätigt in der oben genannten Gesetzgebung für die USA. Das Besondere von § 2 gegenüber § 1 von c. 1395 ist, daß bei diesen Handlungen im allgemeinen andere Personen verletzt werden und es Ärgernis erregt.

Wie es auch sei, die Verpflichtung des Bischofs, sich um das Wohl aller Gläubigen zu kümmern, bleibt; er muß deswegen auf Grund seines Amtes und der damit verbundenen Verantwortung im Falle einer Anklage tätig werden.

Neben dem Verstoß gegen das Enthaltsamkeitsgebot scheint mir, daß die Opfer, Eltern und Gläubigen insbesondere auf den Vertrauensmißbrauch reagieren. Diejenigen, die im Namen der Kirche arbeiten, genießen oft schon auf Grund ihrer Position Vertrauen. Wenn hierdurch bedingt sexueller Mißbrauch stattfinden konnte, handelt es sich um ein Berufsvergehen, da die Aufgabe oder Gewalt, die jemand hat, miß-

braucht wurde (c. 1389 § 1). Die Verletzung dieses Vertrauens trifft damit auch die ganze Kirche, weil das Vertrauen in eine Institution verletzt wurde. Auch aus diesem Grund muß der Bischof reagieren.
Neben diesen Delikten können gleichzeitig noch andere vorliegen, wie *sollicitatio* innerhalb der Beichte (c. 1387) oder Verletzung des Beichtgeheimnisses (c. 1388 § 1).

Die Haltung der kirchlichen Autorität

Im ganzen Verfahren soll die Haltung der kirchlichen Autorität von Mitgefühl und Verantwortung geprägt sein. Mitgefühl wird gezeigt, indem man sich um das Opfer kümmert und deutlich macht, daß man etwas an der Situation ändern möchte. Es sollte eindeutig sein, daß der Schutz von Minderjährigen und verletzbaren Erwachsenen Priorität hat. Eine bürokratische Antwort ist nicht angemessen.
Auch dem Beschuldigten gegenüber sollte Mitgefühl gezeigt werden, denn diese Person wird oft durch die Anschuldigung überrascht, empfindet Scham und ist möglicherweise nicht in der Lage, sich mit der Beschuldigung zurechtzufinden – so gibt es z.B. Fälle von Selbstmordversuchen, nachdem jemandem eine Beschuldigung mitgeteilt wurde. Weiterhin ist vom Bischof eine Balance zwischen Barmherzigkeit, Bemühung um den guten Ruf der betroffenen Personen und ein Festhalten an der Präsumption der Unschuld des Angeklagten gefragt. Das heißt auch, daß von ihm Verantwortung zu übernehmen ist.
Verantwortung bedeutet konkret, daß man die Wahrheit herausfindet und zufriedenstellende Lösungen anbietet. Auch wenn die Beschuldigung zu Unrecht gemacht wurde, soll die Antwort der Kirche trotz allem geprägt sein von Barmherzigkeit und Sorge um die Person, die sich veranlaßt sah, jemanden zu beschuldigen, denn dies deutet auf ein Problem der Person hin. Das soll jedoch nicht heißen, daß solch eine Person nicht darauf angesprochen werden könnte und müßte, daß man den guten Ruf eines Mitmenschen nicht beschädigen darf (c. 220) und man deswegen gezwungen werden

kann, eine angemessene Wiedergutmachung zu leisten (c. 1390 § 3).
Im ganzen Verfahren soll in Übereinstimmung mit zivilem und kanonischem Recht gehandelt werden. Nur auf diese Weise können die Rechte von Menschen respektiert werden, und kann sich die kirchliche Autorität schützen gegen eine Beschwerde, gegen Verwaltungsdekrete beim Apostolischen Stuhl oder eine Klage im zivilen Recht wegen unrechtmäßigen Handelns. Es wäre deswegen gut, wenn schriftlich festgehalten würde, was jeweils unternommen wurde, damit nachgewiesen werden kann, daß das Verteidigungsrecht des Angeklagten respektiert wurde.

Die Aufstellung einer Handlungsweise

Die oben genannten Aspekte machen deutlich, daß die korrekte juristische und pastorale Reaktion auf eine Beschuldigung nicht einfach ist. Es zeigt auch, daß es oft zu spät ist, wenn erst nach Eingang einer Beschuldigung überlegt wird, wie darauf zu reagieren ist, denn der Sachverhalt ist zu komplex, um in kurzer Zeit angemessen und sachgemäß zu handeln. Weiterhin sind auch die Rechte der Parteien besser geschützt, wenn sie eine Ordnung vorfinden, an die sich alle betroffenen Parteien halten werden.
Aus diesem Grund ist es ratsam, daß jedes Bistum oder die Bischofskonferenz eine Handlungsweise aufstellt. Solche Handlungsweisen wurden z.B. bereits in Kanada, den USA, Großbritannien und den Niederlanden entwickelt. Insbesondere die Kanadier und Amerikaner mußten leider schon mehrfach Erfahrungen auf diesem Gebiet sammeln. Diese Erfahrungen können jedoch anderen helfen, obgleich die Ordnungen dieser Länder wegen der Unterschiede im zivilen Recht nicht einfach übernommen werden können. Einige Punkte, die in einer Handlungsweise beachtet werden müssen, möchte ich hier nennen.
Die Erfahrungen aus den genannten Ländern zeigen, daß der Bischof, um mögliche Interessenskonflikte zu vermeiden, noch bevor eine Beschuldigung vorliegt, eine geeignete Per-

son ernennen soll, die zuständig ist, alle Beschuldigungen in diesem Bereich entgegenzunehmen und anschließend zu untersuchen (c. 1717 § 1). Da möglicherweise in einem späteren Stadium noch ein Strafprozeß folgen wird, soll diese Person dann nicht als Richter oder als Kirchenanwalt eingesetzt werden müssen (c. 1717 § 3).

Normalerweise werden Klagen über sexuellen Mißbrauch nicht durch eine formelle Klageschrift im juristischen Sinne beim Bischof eingereicht; vielmehr erfährt der Bischof auf eine eher informelle Art, daß „etwas nicht in Ordnung ist“. Wegen der Verantwortung des Bischofs darf er auch Gerüchte nicht ignorieren. Sorgfältig und äußerst diskret sollte versucht werden herauszufinden, ob die Gerüchte oder die Klage eine Substanz haben.

Der Beauftragte muß die Beschuldigung so schnell wie möglich untersuchen. Er soll wissen, welche Straftaten nach zivilem Recht unmittelbar den staatlichen Behörden gemeldet werden müssen. Es wäre deswegen ratsam, daß der Beauftragte eine gute Beziehung z.B. zu der Staatsanwaltschaft aufbaut.

Um nicht in einen Konflikt zu geraten, auch hinsichtlich eines möglichen zivilrechtlichen Verfahrens, sollen der Beauftragte, der Bischof und alle anderen Priester, die an dem Verfahren beteiligt sind, unter keinen Umständen als Beichtvater für den Angeklagten zur Verfügung stehen. Der Bischof hat jedoch dafür zu sorgen, daß dem Angeklagten ein Beichtvater zur Verfügung steht, der in dieser Angelegenheit ausschließlich diese Aufgabe übernehmen wird.

Dem Beauftragten sollte weiterhin ein Team von Sachverständigen zur Seite stehen, die ihn beraten oder ihm bei der Voruntersuchung helfen, wie z.B. ein Kirchenrechtler, ein Ziviljurist und eine Person, die qualifiziert ist im Führen von Gesprächen mit sexuell Mißbrauchten. Da Bischöfe ebenso wie die Beauftragten diese Qualifikation meistens nicht besitzen, sollen sie nicht selber mit dem Opfer oder seinen Eltern sprechen. Ein Gespräch mit einem Minderjährigen sollte nicht ohne die Zustimmung der Eltern stattfinden. Das Team, das dem Beauftragten zur Seite stehen soll, soll aus Männern und Frauen, Eltern und anderen Personen beste-

hen, die in der Lage sind, auf die Situation objektiv und gerecht zu reagieren.
Der Beauftragte sollte jemanden ernennen, der sowohl den Eltern als auch dem Minderjährigen pastoral zur Seite steht. Damit nicht der Eindruck entsteht, daß die „Kirche alles unter sich regeln möchte", sollte für diese Stelle am besten ein qualifizierter Laie ernannt werden und nicht ein Priester.
Der Beauftragte muß dem Beschuldigten mitteilen, daß er nicht verpflichtet ist, eine Straftat einzugestehen und man ihm die Eidesleistung nicht abverlangen darf (c. 1728 § 2).
Sowohl der Kläger als auch der Beschuldigte haben das Recht auf einen Anwalt. Der Beschuldigte sollte sich schon bei der Voruntersuchung von einem Ziviljuristen und von einem Kanonisten beraten lassen. Der zivile Jurist sollte nicht der Jurist des Bistums sein. Die Diözese sollte eruieren, wie die Anwaltskosten bezahlt werden können, wobei sowohl die Sachlage der Diözese als auch die finanzielle Situation des Beschuldigten berücksichtigt werden müssen. Auch die Diözese oder die Ordensgemeinschaft sollte sich von Ziviljuristen beraten lassen.
Sollte der Beschuldigte Mitglied einer Ordensgemeinschaft sein und in einer Diözese eine offizielle Aufgabe erfüllen (c. 682 § 1), ist zu klären, ob der Bischof oder der höhere Ordensobere die Untersuchung anordnet. Die Ergebnisse sollen der anderen Person jedoch mitgeteilt werden.
Damit eine psychologische Beurteilung des Beschuldigten stattfinden kann, sollen Kontakte aufgebaut werden zu fachkundigen Kliniken, in denen der Beschuldigte eventuell auch (sofort) stationär betreut werden kann. (Da sexuelle Probleme oft nicht die einzigen Probleme sind, ist ein ganzheitlicher Ansatz wichtig, damit die physische, spirituelle, mentale, soziale und psychologische Gesundheit einbezogen wird.) Auch sollen Kontakte mit Institutionen für die pastorale und psychische Begleitung der Opfer (und deren Angehörigen) geknüpft werden.
Ein Pressesprecher, und nicht der Bischof oder der Beauftragte, soll der Presse zur Verfügung stehen. Eine gute Beziehung zur Presse ist notwendig, damit das Vertrauen

der Bevölkerung in die kirchliche Autorität nicht beschädigt wird. Es ist wichtig, daß die betroffene Pfarrei auch rechtzeitig informiert wird und nicht aus der Presse entnehmen muß, was passiert ist. Die Pfarrei hat jedoch kein Recht auf die Bekanntgabe der Namen der betroffenen Personen. Bei dieser Mitteilung muß darauf geachtet werden, daß die Rechte der Beschuldigten nicht gefährdet werden.
Nachdem eine Handlungsweise aufgestellt wurde, sollte sie allen Klerikern und Mitarbeitern, die einen pastoralen Auftrag im Bistum haben, zugeschickt werden. Neben einer Empfangsbestätigung sollten sie erklären, daß sie sich der Implikationen des Dokuments bewußt sind. Solch eine formelle Mitteilung könnte als eine kanonische Warnung gewertet werden (c. 1347 § 1). (Die Arbeitsverträge der Laien sollen hinsichtlich deren Fehlverhalten und Kündigungsgründe überprüft werden.)
Falls eine Klage schon im Zivilrecht eingegangen ist, könnte es zweckmäßig sein, das kanonische Verfahren vorläufig ruhen zu lassen, damit ein möglicher Konflikt zwischen beiden Verfahren vermieden wird.
Bevor sich der Bischof nach der Voruntersuchung für ein Strafverfahren entscheidet, soll er (kirchen-)rechtskundige Personen anhören (c. 1718 § 3). Obgleich dies nicht verpflichtend ist, ist es wegen der Folgen für den Beklagten wichtig, daß eine Entscheidung gemäß der neuesten Jurisprudenz vorgenommen wird. In solch einer Beratung können auch andere Alternativen zur Verbesserung des Beklagten – anstelle der unausweichbaren Infamie inhärent an einem Strafverfahren – diskutiert werden.

Die Position eines Beschuldigten

Nachdem eine Beschuldigung beim Bischof eingegangen ist, muß überlegt werden, was mit dem Beschuldigten passiert. Bei dieser Entscheidung sollen folgende Aspekte in Erwägung gezogen werden: der Stand des Verfahrens; der Sicherheitsgrad, daß die Beschuldigung stimmt; der Bekanntheitsgrad der Beschuldigung in der Glaubensgemeinschaft und

der Wille des Beschuldigten, mitzuwirken. Zu beachten ist, daß eine beschuldigte Person weiterhin das Recht auf einen guten Ruf hat (c. 220). Dies bedeutet, daß der Bischof bei seiner Entscheidung nicht unnötig den Ruf des Beschuldigten gefährden oder Anlaß zu Gerüchten geben soll.
Nach dem neuen Codex ist eine direkte Suspension, die übrigens nur Kleriker treffen kann, im Anfangsstadium einer Untersuchung nicht geeignet, denn der Kleriker kann nicht ohne Verwarnung und Feststellung des Verfehlens suspendiert werden. Auch eine vorübergehende Ausschließung vom geistlichen Dienst oder von einem kirchlichen Amt und Auftrag ist nicht möglich, solange ein offizieller Strafprozeß nicht eröffnet wurde (c. 1722). Eine Voruntersuchung ist noch kein Strafprozeß. Trotzdem kann, falls es angebracht scheint, eine vorübergehende Ausschließung dem Angeklagten vorgeschlagen werden. Besonders wenn die Beschuldigung den Anschein der Wahrheit hat, sollte dies vorgeschlagen werden. Wenn die kirchliche Autorität mit Fingerspitzengefühl dem Angeklagten erklärt, daß eine Ausschließung keine Konnotation von Schuldbekenntnis hat, daß er seinen Dienst wieder aufnehmen kann, sobald feststeht, daß die Anschuldigung nicht auf Wahrheit beruht, daß solch eine Ausschließung im eigenen und im Interesse der Kirche ist und daß er in der Zwischenzeit versorgt wird, dann wird der Beschuldigte möglicherweise eine Ausschließung freiwillig akzeptieren. Im Falle eines Priesters könnte jedoch die Befugnis zu predigen und die Beichte entgegenzunehmen zurückgezogen werden (cc. 764 und 974 § 1). Auch könnte der Priester gebeten werden, keine öffentliche Eucharistie mehr zu feiern. Insbesondere im Falle des Mißbrauchs von Minderjährigen, der noch fortdauert, sollte der Beschuldigte nicht an dem Ort verbleiben, so lange die Beschuldigung untersucht wird. Bei verheirateten Beschuldigten müssen kreative Lösungen gefunden werden, damit auch deren Angehörige nicht stigmatisiert werden. (Man denke insbesondere an deren Kinder, die eventuell eine Schule in der Pfarrei besuchen). Äußerste Diskretion ist deswegen geboten.

Die Wiederaufnahme der pastoralen Tätigkeit

Nachdem eine Untersuchung abgeschlossen ist, steht fest, ob die Beschuldigung zutrifft oder nicht. Obgleich jeder als unschuldig gilt bis das Gegenteil bewiesen ist, lehrt die Erfahrung, daß, wenn einmal ein Name genannt wurde, der Betreffende lebenslänglich stigmatisiert ist. Deswegen ist Diskretion so wichtig. Alles muß getan werden, um dem guten Ruf nicht zu schaden bzw. um ihn wiederherzustellen.

Sollte der Beweis erbracht sein, daß ein sexueller Mißbrauch begangen wurde, kann der Bischof eventuell ein Strafverfahren durchführen und jemanden sogar aus dem Klerikerstand entlassen. Dieser Beitrag ist nicht geeignet, auf die technischen Aspekte dieser Verfahren einzugehen. Es reicht hier, auf die Studie der Amerikanischen Bischofskonferenz von 1995 zu verweisen (siehe Literaturangaben).

Eine wichtige Frage bleibt, was zu geschehen hat, wenn jemand nach einer Therapie im Prinzip dem Bistum wieder für pastorale Aufgaben zur Verfügung steht. Es ist wichtig, daß der Bischof sich auch dann von einem Spezialisten auf dem Gebiet von sexuellem Mißbrauch beraten läßt. Bei der Beratung wird der Unterschied zwischen fixierten und regressiven Pädophilen und Ephebophilen eine wichtige Rolle spielen (siehe hierzu das Kapitel von L. Lothstein in diesem Buch). Es ist letztlich nicht der Sexualtherapeut, sondern der Bischof, der entscheiden muß, ob es zu verantworten ist, jemandem wieder eine pastorale Aufgabe zu übertragen. Oft ist das innerhalb der Diözese nicht möglich. Wird die Versetzung in eine andere Diözese erwogen, so ist der Bischof verpflichtet, seinem Bischofskollegen die Lebensgeschichte dieses Mitarbeiters mitzuteilen. Das gleiche trifft auf Ordensgemeinschaften zu: Auch ein Oberer muß den Bischof über die Vergangenheit eines Mitglieds in Kenntnis setzen, wenn dieses eine Aufgabe in einer Diözese übernehmen soll.

Selbstverständlich soll der Kleriker oder Laie nicht mit einer pastoralen Aufgabe betreut werden, die der Situation, in der die Probleme entstanden sind, ähnlich ist. (So wie man einem trockenen Alkoholiker keine Flasche Korn zum Geburts-

tag schenkt, soll man auch einen Ephebophilen nicht wieder zum Jugendseelsorger ernennen.)
Es muß deutlich gesagt werden, daß nicht nur Laien, sondern auch Kleriker kein Recht auf eine pastorale Aufgabe haben. Man kann, wenn mit Hilfe von Sachverständigen feststeht, daß eine Geisteskrankheit oder eine andere psychische Erkrankung vorliegt, einen Kleriker hindern, die Weihe auszuüben (cc. 1041, n.1 und 1044 § 2, n.2).
Sollte jemand wieder eine Aufgabe übernehmen, z.B. in einer Pfarrei, dann sollte der Kollege in dieser Pfarrei und vielleicht einige Mitglieder des Pfarrgemeinderates informiert werden, damit sie den Betroffenen auch unterstützen können. Es könnte wichtig sein, im Vorfeld einer solchen Ernennung der Pfarrei Aufklärung über sexuellen Mißbrauch anzubieten. Dabei soll unter keinen Umständen die Sache des Angeklagten diskutiert werden, denn der Ruf dieser Person soll geschützt werden. Jedoch vergrößert Aufklärung den Willen, jemanden zu akzeptieren und zu unterstützen.

Die Sorge um die ganze Glaubensgemeinschaft

Am Anfang dieses Kapitels wurde die Pfarrei, in der der Angeklagte tätig war, genannt: Sie hat ein Recht auf Hilfe. Anerkennung der Gefühle und Aufklärung werden wichtige Aspekte dabei sein. Es wird Aufgabe von Pastoralpsychologen und z.B. Liturgikern sein, etwas zu entwickeln, das der Glaubensgemeinschaft hilft, ihr Vertrauen wieder herzustellen, zu vergeben und neu anzufangen. (Die kanadische Bischofskonferenz hat schon Empfehlungen dazu veröffentlicht.) Dieser Prozeß dauert wahrscheinlich lange, aber er darf gerade in einer christlichen Gemeinschaft nicht vernachlässigt werden.

Abschließende Bemerkung

Eine bösartige Geschwulst, die nicht diagnostiziert und nicht frühzeitig behandelt wird, führt zum Tod. In ähnlicher Weise ist es um den sexuellen Mißbrauch bestellt: Wenn er in der Kirche passiert, soll er beim Namen genannt werden, damit er behandelt werden kann. Nur dann kann die Gemeinschaft ihre Vitalität behalten und ihre Aufgabe erfüllen.
In Bezug auf sexuellen Mißbrauch wird die Kirche herausgefordert, indem sie sich zu ihrer Menschlichkeit, d.h. auch ihrer Sündigkeit, bekennt, und indem sie überall dort, wo Kinder und verletzbare Erwachsene mißbraucht werden, sich derer annimmt. Nur dann wird die Kirche weiterhin erlebt werden als diejenige, die sich auf die Seite der Bedürftigen gestellt hat, denn nur „was ihr für einen meiner geringsten Brüder [und Schwestern] getan habt, das habt ihr mir getan" (Mt 25, 40).

Anlage

Text des Kanons 1395 (aus: *Codex Iuris Canonici, Codex des kanonischen Rechtes*, Kevelaer: Butzon & Bercker, 1983):
§ 1: Ein Kleriker, der, außer dem in can. 1394 erwähnten Fall [=versuchte Eheschließung], in einem eheähnlichen Verhältnis lebt, sowie ein Kleriker, der in einer anderen äußeren Sünde gegen das sechste Gebot des Dekalogs verharrt und dadurch Ärgernis erregt, soll mit der Suspension bestraft werden, der stufenweise andere Strafen bis zur Entlassung aus dem Klerikerstand hinzugefügt werden können, wenn die Straftat trotz Verwarnung andauert.
§ 2: Ein Kleriker, der sich auf andere Weise gegen das sechste Gebot des Dekalogs verfehlt hat, soll, jedenfalls wenn er die Straftat mit Gewalt, durch Drohungen, öffentlich oder an einem Minderjährigen unter sechzehn Jahren begangen hat, mit gerechten Strafen belegt werden, gegebenenfalls die Entlassung aus dem Klerikerstand nicht ausgenommen.

Literatur:

Die Literatur ist hauptsächlich in englischer Sprache, da insbesondere die katholische Kirche in Canada und den USA mit dem Problem des sexuellen Mißbrauchs konfrontiert wurde. Die in dieser Literatur angegebenen Vorschläge und Handlungsweisen können nicht immer auf andere Länder übertragen werden, da die zivil-rechtliche Situation jeweils anders sein kann. Die Nordamerikaner sahen sich in den vergangenen Jahren mit einem kirchlichen Gesetz konfrontiert, das nicht verfaßt wurde für die derzeitigen Situationen von Mißbrauch; sie waren deswegen gefordert, kreativ zu sein. Ihre Vorschläge können aus diesem Grund eine Hilfe in einer relativ neuen Situation bieten.

Beal, John P.: Doing What One Can: Canon Law and Clerical Sexual Misconduct. In: *The Jurist* 52 (1992) 642–683.

Beal, John P.: Canon 1722: Administrative Leave Revisited. In: *Studia canonica* 27 (1993) 293–320.

Canadian Catholic Conference of Bishops Ad Hoc Committee on Child Sexual Abuse *From Pain to Hope*, Ottawa: Publications Service CCCB, 1992.

Cimbolic, Peter: A Psychologist Looks at Sexual Misconduct. In: *The Jurist* 52 (1992) 598–614.

Doyle, Thomas, P.: The Canonical Rights of Priests Accused of Sexual Abuse. In: *Studia canonica* 24 (1990) 335–356.

DePaolis, Velasio: Delitti contro il sesto commendamento. In: *Periodica* 83 (1993) 293–316.

Green, Thomas J./Ingels, Gregory: Involuntary Dismissal from the Clerical State. In: *Roman Replies and CLSA Advisory Opinions 1991* (Washington, DC: CLSA, 1988) 118–123.

Griffin, Bertram F.: Imposition of Administrative Leave Against an Accused. In: *Roman Replies and CLSA Advisory Opinions 1988* (Washington, DC: CLSA, 1988) 103–108.

Hesch, John: Right of the Accused to an Advocate in a Penal Trial. In: *The Jurist* 52 (1992) 723–734.

Hughes, Michael: The Presumption of Imputability in Canon 1321, § 3. In: *Studia canonica* 21 (1987) 19–36.

Lothstein, L.M.: Can a Sexually Addicted Priest Return to Ministry after Treatment? Psychological Issues and Possible Forensic Solutions. In: *The Catholic Lawyer* 34 (1991) 89–113.

McDonough, Elizabeth: A *novus habitus mentis* for Sanctions in the Church. In: *The Jurist* 48 (1988) 727–746.

Morrisey, Francis G.: The Pastoral and Juridical Dimensions of Dismissal from the Clerical State and Other Penalties for Acts of Sexual Misconduct. In: *Canon Law Society of America, Proceedings* 54 (1991) 221–239.

Morrisey, Francis G.: Procedure to Be Applied in Cases of Alleged Sexual Misconduct by a Priest. In: *Studia canonica* 26 (1992) 39–73.

National Conference of Catholic Bishops, *Canonical Delicts Involving Sexual Misconduct and Dismissal from the Clerical State* (Washington, DC: National Conference of Catholic Bishops, 1995), Band 030–3.

National Conference of Catholic Bischops, Proposed Guidelines on the Assessment of Clergy and Religious for Assignment. In: *The Jurist* 54 (1994) 623–628.

Nederlandse Bisschoppen Conferentie, *Procedure bij klachten van seksueel misbruik in pastorale relaties*, Regelingen R.-K. Kerkgenootschap in Nederland, nr. 12 (Utrecht: SRKK: 1995).

Paulson, Jerome E.: The Clinical and Canonical Considerations in Cases of Pedophilia: The Bishop's Role. In: *Studia canonica* 22 (1987) 77–124.

Proctor, John G.: Clerical Misconduct: Canonical and Practical Consequences. In: *Canon Law Society of America, Proceedings* 49 (1987) 227–244.

Provost, James H.: Some Canonical Considerations Relative to Clerical Sexual Misconduct. In: *The Jurist* 52 (1992) 615–641.

Wunibald Müller

Sexueller Mißbrauch Minderjähriger in der Kirche – pastoraltheologische und – pastoralpsychologische Aspekte und Konsequenzen

Mut zu Transparenz

Die Aufmerksamkeit, die Vorfälle sexuellen Mißbrauchs innerhalb der Kirche in der Öffentlichkeit finden, ist sehr groß. Bei manchen Berichten in den Medien hat man den Eindruck, solche Vorfälle werden zum Anlaß genommen, die Kirche an den Pranger zu stellen. Das kann so weit gehen, daß nicht unterschieden wird zwischen sexuellem Mißbrauch Minderjähriger und sexuellen Beziehungen von Priestern mit Erwachsenen (vgl. Müller 1994), und man lediglich darauf abzielt, die vermeintliche Heuchelei der Kirche und ihrer Priester aufzudecken.

Die andere Seite: Eine Institution wie die Kirche, die mit hohem moralischen Anspruch auftritt – und das gerade im Bereich der Sexualität –, darf sich nicht wundern, wenn sie bei sexuellen Verfehlungen in ihren eigenen Reihen im besonderen Maße zur Angriffsfläche wird. Eine solche Kritik ist zum Teil auch verständlich. Es ist unfaßbar, wenn ein Priester, ein Mann der Kirche, ein Mensch, der in besonderer Weise im Dienst der Vermittlung von Gottes Wort steht, sich eines solchen Vergehens schuldig macht. Was hier geschieht, ist auch in den Augen der Kirche, der Mitbrüder, der Mitchristen entsetzlich, für die oft eine Welt zusammenbricht, die Wut, Enttäuschung, Trauer und Schmerz darüber empfinden (vgl. Müller 1995).

Für die Kirche und ihre Mitglieder ist es wichtig, diese Gefühle zuzulassen und zu ihrem Versagen und ihrer Unvollkommenheit zu stehen. In einer solchen Situation geht es nicht an, Stärke vorzuschützen, sich hinter den eigenen Mauern zu verkriechen und sich nach außen hin abzuschotten oder sich nur zu verteidigen.

Transparenz – das ist die große Herausforderung, die angesichts sexuellen Mißbrauchs in der Kirche gefragt ist. Will die Kirche ihren Teil dazu beitragen, daß der Nährboden für sexuellen Mißbrauch in ihren Reihen immer mehr eingeschränkt, gar beseitigt wird, gelingt das nur, wenn sie den Weg der Transparenz wagt. Dann aber ist es nicht länger möglich, um einen Skandal zu vermeiden, Vorgänge zu vertuschen und zu verharmlosen oder immer noch mehr Rücksicht auf den Täter zu nehmen als auf die Opfer. Auch kann dann Priestern nicht länger eine Sonderbehandlung eingeräumt werden, indem man sich in ihrem Fall mit strafrechtlichen oder therapeutischen Maßnahmen zurückhaltender verhält. Das „priesterliche Gewand" darf nicht länger den klaren, kritischen Blick verzerren für den Menschen, der sich darunter verbirgt, und sein Verhalten. Hier vergeht sich ein Mensch in unverantwortlicher Weise an Minderjährigen, übt Gewalt gegenüber Personen aus, die schwächer sind, mißbraucht das Vertrauen, das ihm aufgrund seines Amtes wie selbstverständlich zugestanden wird.
Wer versucht, solche Vorgänge unter den Teppich zu kehren und zu verniedlichen, wer sich weiterhin an Versteckspielen beteiligt, muß sich den Vorwurf gefallen lassen, mit dazu beizutragen, daß der Nährboden für sexuellen Mißbrauch in der Kirche weiter bestehen kann. Erst wenn das Dunkle ans Licht kommt – so schrecklich es ist, so weh es tut –, besteht die Chance, diesen Nährboden immer mehr auszutrocknen. Wo aber Licht hinfällt, wird nicht ausbleiben, daß man auch die Schmutzflecken am Kleid der Kirche entdeckt. Man sieht dann aber auch deutlicher, daß nicht das ganze Kleid beschmutzt ist, sondern unzählige Priester treu ihren Dienst tun und dem Vertrauen, das ihnen geschenkt wird, gerecht werden.
Die Kirche muß sich der Tatsache sexuellen Mißbrauchs Minderjähriger durch Priester stellen. Sie muß zur Kenntnis nehmen, daß es eine kleine Gruppe von Priestern in ihren Reihen gibt, die pädophil veranlagt sind, und eine beträchtliche Minderheit unter ihren Priestern sich vorübergehend pädophil bzw. ephebophil verhält. Die Kirchen sind dabei gut beraten, nicht erst abzuwarten, bis sie durch die Medien, den

Staatsanwalt oder betroffene Opfer und deren Angehörige gezwungen werden, sich dem Problem zu stellen. Vor allem aber sollten sie Abstand nehmen von einer Strategie, die zumindest zum Teil die katholischen Bischöfe der USA praktizieren, die Vorgänge sexuellen Mißbrauchs abzustreiten oder zu verniedlichen. Die Kirchen sollten zunächst nach innen, dann aber auch nach außen, zu dem Problem stehen und entsprechende Vorkehrungen treffen.

Eine Kommission der kanadischen Bischöfe, die sich mit der Thematik sexuellen Mißbrauchs Minderjähriger durch Priester befaßte (vgl. Canadian Conference of Catholic Bishops 1992, 46f.) unterbreitet dazu folgenden Vorschlag: In jeder Diözese sollte es einen eigenen bischöflichen Beauftragten geben, der für alle Fragestellungen im Zusammenhang mit sexuellem Mißbrauch durch Priester zuständig ist. Alle Vorfälle in diesem Bereich sollten ihm berichtet und von ihm behandelt werden. Darüberhinaus sollte es für eine oder mehrere Diözesen ein Beratungsgremium geben, das dem bischöflichen Beauftragten zur Seite steht. Dieses Komitee soll auch einen Text erstellen, aus dem hervorgeht, welche Schritte im Falle von Beschuldigungen unternommen werden müssen. Dabei sollen auch die strafrechtlich und kirchenrechtlich notwendigen Maßnahmen mit berücksichtigt werden.

Weiter plädiert die bischöfliche Kommission dafür, eine kompetente Person zu benennen, die als Sprecher der Diözese in Fällen von Beschuldigungen fungiert und Kontakt mit den Medien pflegt. Die Verfasser sprechen sich dafür aus, ein Höchstmaß an Transparenz gegenüber der Presse zu pflegen. Weiter meinen sie: „Der Sprecher der Kirche sollte, auch dann, wenn er nicht mit den Medien zu tun hat, die Wahrheit sagen. Es ist nichts Falsches daran, zuzugeben, daß die Kirche geschockt ist. Es ist nichts Falsches daran, zuzugeben, daß wir in diesem Moment keine Antworten kennen. Es ist nichts Falsches daran, zuzugeben, daß die Vorgesetzten in der Kirche und Menschen beunruhigt und voller Sorge sind und in einer so schwierigen Zeit an Aufklärung interessiert sind und beten. Auch dann, wenn all das als ‚negativ' gesehen wird, sind solche Zugeständnisse in Wirklichkeit glaubwürdige Aussagen in den Augen jener, denen wirklich an der ganzen Angelegenheit gelegen ist. Solche Aussagen können beruhigen, da sie offen und wahrhaftig sind. Der Sprecher sollte sich frei fühlen, vom Herzen her zu sprechen. Es ist besser für die Kirche, wenn sie zugibt, daß sie nicht alle Antworten hat, statt den Eindruck zu erwecken, sie würde etwas verheimlichen und dadurch Reporter zwingt, sich aufs Versteckspielen einzulassen. Falsche und ausweichende Antworten sind destruktiv für die Beziehung zwischen Kirche und Medien. Sie sind Ausdruck von Mangel an Vertrauen in die Fähigkeit der Kirche, sich Problemen zu stellen und von Unreife in der Person des Sprechers (86).

Häufigkeit des Auftretens sexuellen Mißbrauchs Minderjähriger durch Priester

Über die Anzahl der Priester, die Minderjährige sexuell mißbrauchen, gibt es keine zuverlässigen Zahlen. Richard Sipe (1992, 198ff.) geht davon aus, daß ca. 2% der katholischen Priester der USA fixierte Pädophile sind, in ihrem Fall also das pädophile Verhalten auf eine entsprechende Anlage zurückzuführen ist. Das wesentliche Merkmal der Pädophilie liegt, so das Diagnostic and Statistical Manual of Mental Disorders (DSM-III-R) in „wiederholt auftretenden, starken sexuellen Regungen und sexuell erregenden Phantasien, die mindestens sechs Monate andauern und sexuelle Aktivitäten mit einem Kind in der Vorpubertät beinhalten. Der Betreffende hat diese Regungen in die Tat umgesetzt und leidet merklich unter ihnen. Das Kind ist gewöhnlich höchstens 13 Jahre alt". Darüberhinaus gibt es diesen Angaben zufolge weitere 4% Priester, die, so Richard Sipe (199f.), „vorübergehend an heranwachsenden Jungen oder Mädchen sexuell interessiert sind und sich ihnen zum Teil auch nähern. Dieses Verhalten kann situationsbedingt, zwanghaft oder entwicklungsbedingt sein. Im letzteren Fall wendet sich der Priester nur einmal, als Teil seines eigenen Entwicklungsprozesses, einem Kind bzw. Jugendlichen zu." Bei dieser Gruppe handelt es sich um sogenannte regressive pädophile bzw. ephebophile Priester, wobei sich hier die überwiegende Mehrheit vor allem ephebophil verhalten dürfte, also nachpubertäre Jugendliche im Alter zwischen 14 und 17 Jahren mißbraucht. Aus den mir bekannten Untersuchungen läßt sich nicht ermitteln, wie hoch der Anteil der sogenannten fixierten Ephebophilen ist. Nach Stephen J. Rossetti verhalten sich über 90% der Priester, die Minderjährige mißbrauchen, ephebophil. Er unterscheidet bei dieser Zahlenangabe nicht zwischen fixierten und regressiven Ephebophilen, da seiner Ansicht nach eine solche Unterscheidung für die Priester von geringer Bedeutung ist. „Ich denke, es gibt Männer, die fixiert sind auf Jugendliche und andere, die sie nur unter Streß belästigen. Doch wir haben keine Statistik darüber und es wäre sehr schwer, solche Daten zu erhalten. Ich glaube nicht, daß sie existieren“ (Rossetti 1995, I).

Unter den Priestern, ob pädophil oder ephebophil, die Minderjährige sexuell mißbrauchen, ist die Gruppe von Priestern am größten – sie macht 75% aus –, die postpubertäre Jungen mißbrauchen. Bei diesen Angaben handelt es sich lediglich um Schätzungen. Es können mehr und es können weniger Personen sein, die davon betroffen sind. Diese Zahlen dürften aber eine Tendenz über die Häufigkeit sexuellen Mißbrauchs Minderjähriger durch Priester aufzeigen.

Auch wenn es sich bei diesen Angaben um Schätzungen handelt, wird deutlich, daß es sich bei dem sexuellen Mißbrauch in der Kirche nicht um ein Problem handelt, das nur einige wenige Priester betrifft und schon gar nicht nur um die wenigen Fälle, die in den Medien immer wieder genannt werden. Es handelt sich um ein Problem, das meiner Überzeugung nach auf alle Fälle Hunderte von Priestern betrifft. Die öffentlich oder auch intern bekannten Fälle machen lediglich die Spitze eines Eisbergs aus. Diese Zahlen machen zugleich deutlich, daß der Anteil der wirklich pädophilen Priester innerhalb dieser Gruppe von Priestern, die Minderjährige sexuell mißbrauchen, die kleinere Gruppe ausmacht.

Gibt es einen Bezug zum Zölibat?

Gibt es einen Zusammenhang zwischen sexuellem Mißbrauch Minderjähriger durch Priester und dem Zölibat? Bei manchen Priestern mag die Entscheidung, Priester zu werden und als solcher zölibatär zu leben, halb bewußt oder unbewußt auch mit der Hoffnung verbunden gewesen sein, mit Hilfe des Zölibats die als schädlich eingestufte sexuelle Neigung gegenüber Minderjährigen kontrollieren zu können. Burkett und Bruni (1995, 75) sprechen von einer „Bindung an die Helligkeit, die die Dämonen in Schach zu halten verspricht". Bei anderen wieder mag, so ungeheuerlich das klingt, zumindest auf einer unbewußten Ebene, die Aussicht, als Priester zu Kindern und Jugendlichen Zugang zu haben, die Entscheidung, Priester zu werden, mit beeinflußt haben. Dem Zölibat kommt dabei die Funktion einer nützlichen Tarnkappe zu.
Die genannten Gründe betreffen nahezu ausschließlich die sogenannten fixierten Pädophilen und Ephebophilen. Der Zölibat muß hier offensichtlich für etwas herhalten, das seine eigentliche Bedeutung pervertiert. Das gilt auch dann, wenn jemand meint, mit Hilfe des Zölibats die schädliche Neigung unterdrücken zu können, sofern er dabei dem Zölibat eine magische Kraft zuspricht und es unterläßt, sich mit seiner Sexualität auseinanderzusetzen und dabei auch deren mögliche schädliche Tendenz klar anzuschauen und zu bearbeiten.
Eine direkte Verbindung zwischen Zölibat und sexuellem Mißbrauch in dem Sinne, daß der Zölibat die Ursache für sexuellen Mißbrauch ist, läßt sich nicht nachweisen. Das gilt in besonderer Weise für die Gruppe fixierter pädophiler Priester. Die psychosexuelle Konstitution dieser Priester, so John Loftus (1989), ist bereits vor dem Zeitpunkt der Zölibatsverpflichtung entsprechend geprägt. In diesem Zusammenhang ist es auch wichtig, sich zu vergegenwärtigen, daß die meisten Pädophilen verheiratet sind.
Auf der anderen Seite mag es in manchen Fällen einen indirekten Zusammenhang zwischen der Zölibatsverpflichtung und sexuellem Mißbrauch an Minderjährigen geben. Das gilt vor allem für jene Priester, die nicht konstitutionelle bzw.

fixierte Pädophile oder Ephebophile sind, sondern gelegentlich, unter besonderen Streßsituationen oder als Teil ihrer psychosexuellen Entwicklung, Minderjährige sexuell mißbrauchen. So meinen Burkett und Bruni (1995, 82), daß ein Priester durch seine Einsamkeit dafür anfälliger ist. „Er führt kein richtiges häusliches Leben. Ihm ist keine wirkliche, körperliche, offene Intimität mit einem anderen Menschen gestattet. Und wenn er abends ins Bett geht, gibt es niemanden, der mit dem Priester seine Freuden teilt, ihn tröstet oder ihn umarmt. Er ist ganz allein. Manche Priester wird das Bedürfnis nach Nähe überwältigen. Diese Sehnsucht schlägt schnell ins Sexuelle um."

Diese Beobachtung, die sicher auf viele Priester zutrifft, erklärt noch nicht, warum jemand sich in einer solchen Situation an Kinder und Jugendliche wendet. Vielfach suchen sich Priester, die mit dieser Spannung nicht zurechtkommen, enge – mitunter auch sexuelle – Kontakte zu Erwachsenen. Sie werden sich in einer solchen Situation dann an Kinder und Jugendliche wenden, wenn sie darüberhinaus unfähig sind, bedeutungsvolle Beziehungen zu Gleichaltrigen zu pflegen. Manche werden in einer solchen Situation auch eine Prostituierte aufsuchen, da die Begegnung mit ihr für sie weniger angstbesetzt ist und die sexuelle Spannung ohne großen „emotionalen" Aufwand abgebaut werden kann. Das eigentliche Problem, das hier zutage tritt, ist eine emotionale – und da auch sexuelle – Unreife, die sich in der Unfähigkeit zur echten Beziehung und Intimität zeigt. Ein möglicher Zusammenhang zum Zölibat kann hier darin bestehen, daß die Entscheidung, zölibatär zu leben, die notwendigen psychosexuellen Reifungsprozesse beeinträchtigt bzw. nicht ernstnimmt und die damit verbundene intensive Auseinandersetzung mit der eigenen Sexualität, der eigenen sexuellen Orientierung, vor allem aber auch der mühevolle Weg, der zur Intimitätsbefähigung führt, unterbleiben.

Der Zölibat für sich kann also nicht als entscheidender Verursacher für sexuellen Mißbrauch Minderjähriger durch Priester verantwortlich gemacht werden. Es ist die zum Teil erheblich beeinträchtigte psychosexuelle Reife, die – unterstützt von falschen Vorstellungen über den Zölibat oder kaschiert durch den Zölibat – zur Mitverursacherin sexuellen Mißbrauchs von Kindern und Jugendlichen werden kann.

Konsequenzen für die Priesterausbildung

Selbsterfahrung und angstfreie Auseinandersetzung mit der Sexualität

Wer daher zu schnell und vordergründig den Zölibat für den sexuellen Mißbrauch verantwortlich macht, kann Gefahr laufen, die eigentlichen Ursachen und die sich daraus ergebenden Konsequenzen nicht angemessen zu beachten. Die Fragestellung, um die es in diesem Zusammenhang geht, betrifft vornehmlich die Hinführung zum zölibatären Leben und dessen Einüben. Näherhin geht es um die richtige Einstellung zur Sexualität und um die Beziehungs- und Liebesfähigkeit der Männer, die sich auf ein eheloses Leben einlassen. In diesem Bereich liegt aber auch unabhängig von den Ereignissen im Kontext sexuellen Mißbrauchs manches im argen. So ist offensichtlich, daß eine selbstverständliche, angstfreie Auseinandersetzung mit der Sexualität oder die Befähigung zu tiefen, bedeutungsvollen Beziehungen während der Zeit der Hinführung zum Priesteramt nicht angemessen gefördert werden. Nicht selten werden aber auch die Möglichkeiten, die seitens der Ausbildungsrichtlinien und der Verantwortlichen angeboten oder nahegelegt werden, von den Priesteramtskandidaten nicht angenommen. Geht man die ganze Problematik noch grundsätzlicher an, dann trifft auf nicht wenige Kandidaten für den Priesterberuf die Aussage zu: Es handelt sich um Personen, die sich nicht wirklich kennen, – auch weil sie mitunter nicht bereit sind, sich wirklich kennenzulernen – und die unfähig dazu sind, sich anderen gegenüber wirklich zu eröffnen und transparent zu sein.
Es handelt sich dabei unter anderem genau um jene Personen, die in besonderer Weise hinsichtlich sexuellen Mißbrauchs Minderjähriger gefährdet sind. In ihnen ist, psychisch gesehen, vieles im Dunkeln, im Nebel versteckt, nicht integriert, in dem Sinne, daß es der Vernunft, dem Willen, der persönlichen Kontrolle nicht zugänglich ist und dadurch

sich schnell selbständig machen kann. So weist Stephen Rossetti mit Recht darauf hin, wie wichtig es zum Beispiel ist, ein eindeutiges Verständnis davon zu haben, ob man heterosexuell oder homosexuell ist. Wie kann aber jemand eine solche Gewißheit haben, wenn er überhaupt noch nicht mit seiner Sexualität in Berührung ist? Wer aber mit seiner Sexualität nicht in Berührung ist, ist im Grunde genommen auch mit sich selbst nicht in Kontakt. Ihm entgeht ein ganz entscheidendes „Wissen" von und um sich selbst. Er kennt sich selbst nicht, weiß auch letztlich nicht, wer er ist.

Pastoralpsychologischer Begleiter

Auf diesem Hintergrund ist es verständlich, wenn die erwähnte Kommission der katholischen Bischöfe Kanadas (1992) die Bedeutung der emotionalen Reife der Kandidaten herausstellt. So sollte jeder Kandidat für das Priesteramt nicht nur einen geistlichen, sondern auch einen pastoralpsychologischen Begleiter haben. Dessen Aufgabe wird unter anderem darin gesehen, dem Priesteramtskandidaten zu helfen, offen über sich sprechen zu können, um auf diese Weise durch die Aktivierung seiner persönlichen, vitalen Kräfte, seine Selbstwahrnehmung und sein inneres Wachstum zu fördern. Als weiteres Ziel der Begleitung wird eine Stärkung des Selbstvertrauens und des Selbstwertgefühles gesehen, um so aus freien Stücken und selbständig seine Berufswahl treffen zu können. Schließlich sollte dieser Begleiter bzw. diese Begleiterin dem Seminaristen helfen, „immer mehr seiner psychosexuellen Identität bewußt zu werden, indem auf eine klare und eindeutige Weise das Thema Sexualität angesprochen wird" (80). Auch die Art des Umgangs und die Kommunikation mit den anderen Mitseminaristen soll im Rahmen dieser Begleitung angeschaut werden.
Die Vorschläge dieser Kommission laufen darauf hinaus, im Rahmen der Theologenausbildung für das Priesteramt durch entsprechende Begleitung und Angebote noch mehr als bisher die Entwicklung zur Entfaltung der menschlichen, emotionalen Reife zu fördern. Es handelt sich hier großenteils um Vorschläge, die zum Beispiel von Hermann Stenger

(1988) als wichtige und selbstverständliche Bestandteile im Rahmen der Ausbildung zukünftiger Priester gefordert werden.
Diese Vorschläge werden inzwischen zunehmend von den Verantwortlichen in den Priesterseminaren und für den Ordensnachwuchs aufgegriffen. Einige Priesterseminare verfügen sogar über eigene Pastoralpsychologen, denen diese Aufgabe zukommt. Auf der anderen Seite ist die pastoralpsychologische Komponente innerhalb der Priesterausbildung immer noch nicht eine Selbstverständlichkeit. Auch lassen sich nach meinem Eindruck manche Regenten oder Novizenmeister in den entsprechenden Einrichtungen immer noch zu sehr von *den* Kandidaten beeindrucken, die sich weigern, sich Prozessen zu öffnen, die ihre Selbst-Erfahrung und Selbst-Wahrnehmung fördern, bis dahin, daß sie jenen solche Erfahrungen „ersparen". Spätestens die negativen Erfahrungen im Zusammenhang mit dem zölibatären Lebensstil und noch mehr mit sexuellem Mißbrauch von Kindern und Jugendlichen machen deutlich, wie letztlich unverantwortlich eine solche Rücksichtnahme und angebliche Schonung vor Selbst-Erfahrung und Selbst-Erkenntnis ist.

Inkarnierte Spiritualität

Gerade die tragischen Ereignisse sexuellen Mißbrauchs Minderjähriger durch Priester machen deutlich, wie wichtig eine menschlich reife Spiritualität ist. Eine reife und geerdete Spiritualität aber hat keine Angst vor Selbsterfahrungsprozessen, ja sie ist oft erst mit das Ergebnis solcher Prozesse. Wer daher meint, aus anscheinend religiösen Gründen – mit Argumenten wie: „ich bin berufen", „ich spüre ganz deutlich, daß Gott das von mir will", „ich lasse mir doch von Psychologen meine religiöse Überzeugung, meine Berufung, nicht nehmen" usw. – sich Prozessen entziehen zu können, die dazu beitragen, noch mehr mit dem eigenen Inneren in Berührung zu kommen und sich noch besser mit seinen Licht- und Schattenseiten kennenzulernen, dessen spirituelle Reife muß ernsthaft hinterfragt werden. Solange sich daher jemand weigert, sich auf Prozesse einzulassen, die darauf an-

gelegt sind, sein emotionales und spirituelles Wachstum zu fördern, sollte, ja darf er nicht zur Weihe oder den Gelübden zugelassen werden.
Eine Person aber, die sich kennt, die die dem Lebensalter entsprechende emotionale Reife hat und ein tiefes spirituelles Leben führt, das in einer lebendigen Beziehung zu Christus gegründet ist, unterscheidet sich klar von einer gespaltenen Persönlichkeit wie sie im Falle sexuellen Mißbrauchs Minderjähriger aufscheint. Das ist auch die Überzeugung der Verfasser der bischöflichen Kommission (vgl. 35). Wer eine inkarnierte Spiritualität hat, spricht nicht nur von Gott und von der Liebe zu dem Nächsten. Er ist sich seiner konkreten Verantwortung für sein Handeln und für andere bewußt. Ihm bedeutet die andere Person etwas. Er weiß um deren Würde. Und er weiß darum aus einer solchen Tiefe und Reife, daß er sich nicht durch Rationalisierungen und Schönfärbereien darin irre machen läßt.

Besondere Aufmerksamkeiten für Zeiten persönlicher Krisen

Neben dem Arbeiten an sich selbst empfiehlt die bischöfliche Kommission, während der Ausbildungszeit ganz gezielt auf die Thematik sexuellen Mißbrauchs durch Priester einzugehen. So soll erwähnt werden, daß es solchen Mißbrauch in der Vergangenheit gab und auch in Zukunft geben kann und daß ein solcher Mißbrauch weder von der Kirche, noch von der Gesellschaft toleriert wird. Weiter sollten die zukünftigen Priester informiert werden, wie sie vorzugehen haben, wenn sie im Rahmen ihrer Seelsorge mit sexuellem Mißbrauch konfrontiert werden. Schließlich meint die Kommission (57): „In Zeiten persönlicher Krisen mögen manche Priester das Gefühl haben, nicht mehr Herr über ihre sexuellen Phantasien zu sein. Die Verantwortlichen der Kirche müssen dann in der Lage sein, deren Problem zu hören, bevor Mißbrauch stattfindet und angemessen pastoral und klinisch darauf reagieren."

Zeit nach der Weihe

Damit spricht die Kommission auch die Zeit nach der Weihe an. Hier ist es wichtig, immer wieder – vor allem aber in den ersten Jahren nach der Priesterweihe – durch geistliche Begleitung, Supervision, Beratung eine Reflexion über das persönliche Leben und die pastorale Arbeit zu gewährleisten. So sollten die neu geweihten Priester sich Ziele setzen für ihr persönliches Leben und ihre praktische Arbeit. Die Einhaltung bzw. Erfüllung dieser Ziele sollten immer wieder überprüft werden. Eine besondere Aufmerksamkeit sollte darauf gerichtet werden, wie die körperliche Energie eingesetzt wird; wie produktiv die Arbeit ausfällt; wie mit der eigenen Verantwortung und den eigenen Fähigkeiten umgegangen wird; wie es um die psycho-sexuelle Integration bestellt ist; wie die Fähigkeit, sich auf andere einzulassen aussieht und welchen Sinn man in seinem Leben sieht (58).
Die Notwendigkeit einer solchen Begleitung für die Zeit nach der Weihe wurde inzwischen auch von vielen deutschen Bistümern erkannt. Dort gibt es vielfältige Angebote im Bereich der pastoralen Supervision oder Praxisberatung, die zum Teil für die ersten Berufsjahre verpflichtend sind. Manche Bistümer haben aber gegenüber solchen Angeboten immer noch Vorbehalte oder unterstützen Initiativen, solche Dienste in Diözesen zu etablieren, nur halbherzig.
Im Rahmen der Priesterfortbildung kann durch entsprechende Angebote auf die neuesten Erkenntnisse zum Thema sexuellen Mißbrauchs Minderjähriger eingegangen werden. Dabei sollten, so die bischöfliche Kommission (vgl. 59), die strafrechtlichen Aspekte sowie Fragestellungen aus dem Bereich der Moraltheologie, der Berufsethik und der Sexualität aus theologischer Sicht berücksichtigt werden.

Die Sorge um den pädophilen bzw. ephebophilen Priester

Die Kirche bzw. ein Bischof oder Ordensoberer haben eine Verantwortung gegenüber einem Geistlichen, der Minderjährige sexuell mißbraucht. Sie dürfen ihn nicht fallenlassen und müssen dafür Sorge tragen, daß ihm geholfen wird, unter anderem durch Psychotherapie und geistliche Begleitung. Der Priesterseelsorger, aber auch der Bischof selbst oder sein Vertreter, sollten den Kontakt mit den Priestern, die beurlaubt worden sind, sich in psychotherapeutischer Behandlung befinden oder eine Gefängnisstrafe absitzen, aufrechterhalten. Auch die Kommission der kanadischen Bischöfe (1992, 59) empfiehlt, dem betreffenden Priester „die moralische Unterstützung, die er benötigt, zu gewähren und niemals zu vergessen, daß er ein Mitmensch ist, ein Kind Gottes, das der Zuwendung bedarf".

Ein besonders kritischer Moment besteht für den Priester, wenn er mit den entsprechenden Beschuldigungen konfrontiert wird. In einer solchen Situation ist es wichtig, neben den kirchenrechtlichen und strafrechtlichen Maßnahmen, die sich daraus ergeben, die augenblickliche äußere Situation und innere Verfassung des Priesters zu berücksichtigen. Für den Betroffenen mag diese Entdeckung mit schwerwiegenden inneren und äußeren Folgen verbunden sein und nicht wenige Priester sind in dieser Phase besonders suizidgefährdet. Innerlich mag in diesen Tagen das oft unter Mühen aufrechterhaltene Gerüst von Rationalisierungen und Beschwichtigungen jäh zusammenbrechen. Äußerlich drohen strafrechtliche Konsequenzen und soziale Ächtung.

Liegen glaubwürdige Aussagen darüber vor, daß ein Priester Minderjährige sexuell mißbraucht hat, ist es notwendig, den Betreffenden sofort, zumindest vorübergehend, von seiner Stelle abzuberufen. Das ist schon allein deswegen wichtig, um der Gefahr weiterer Übergriffe zu begegnen. Die offensichtlich allzulange übliche Praxis, den Priester in dieser Situation einfach in eine andere Pfarrei zu versetzen, ist unverantwortlich. In den Empfehlungen der Kommission der kanadischen Bischöfe heißt es dazu: „Von dem Augenblick an, wo ernstzunehmende und wahrscheinliche Gründe vorliegen, um davon ausgehen zu können, daß sexueller Mißbrauch stattgefunden hat, soll der beschuldigte Priester beurlaubt werden bis die Ermittlung und der Gerichtsprozeß abgeschlossen sind" (59).

Psychotherapeutische und sprituelle Begleitung und Behandlung

Zu den Aufgaben der Kirche zählt es auch, mit dafür Sorge zu tragen, daß es entsprechende Möglichkeiten und Einrichtungen gibt, in denen Priester, die Minderjährige sexuell mißbraucht haben, angemessen psychotherapeutisch und spirituell begleitet werden können und die in der Lage sind, eine zuverlässige Diagnose zu erstellen, ob und in welchem Ausmaß eine pädophile bzw. ephebophile Anlage vorliegt.
Wird einem Priester, der Minderjährige sexuell mißbraucht, zur Auflage gemacht, sich einer Therapie zu unterziehen oder ist er aus eigenem Antrieb bereit, in Therapie zu gehen, muß er festellen, daß das Angebot an geeigneten Therapiemöglichkeiten recht begrenzt ist. Oft ist eine solche therapeutische Behandlung nur in Form der üblichen ambulanten Begleitung möglich.
Bei den meisten Priestern, die als Pädophile bezeichnet werden, handelt es sich, so Stephen Rossetti in diesem Buch, in Wirklichkeit um Personen, die ephebophil handeln, sich also mit nachpubertären Jugendlichen einlassen.
Nur auf dem Hintergrund dieser Informationen und Daten sind die sogenannten Erfolge bei der psychotherapeutischen Behandlung von Priestern, die Minderjährige sexuell mißbraucht haben, zu verstehen. Es handelt sich bei dieser Gruppe um Personen, die nicht im eigentlichen Sinne als pädophil zu bezeichnen sind und die psychisch gesehen intakter sind als exklusive, also fixierte pädophile Personen.
Berichte über Erfolge bei der Behandlung von Priestern, die Minderjährige sexuell mißbraucht haben, liegen von John Loftus (1988) und Stephen Rossetti vor, die in Einrichtungen arbeiten, in denen auch pädophile und ephebophile Priester behandelt und begleitet werden. Beide verfügen über eine reiche Erfahrung mit dieser Personengruppe. Ich kenne beide persönlich und weiß, daß sie das Problem der Heilbarkeit nicht verharmlosen. Ihre Einrichtungen verfügen über ein gut ausgebildetes Team von Psychiatern, Psychotherapeuten, geistlichen Begleitern, Suchtberatern und Diagnostikern, und sie alle wissen sehr wohl um die Grenzen ihrer Möglich-

keiten bei der Behandlung pädophiler und ephebophiler Priester.
Das gilt auch dann, wenn sie bei dieser Gruppe von Priestern eine zum Teil günstigere Prognose bezüglich der Behandelbarkeit (nicht Heilbarkeit!) sehen als allgemein angenommen. So meint John Loftus (1989), daß Priester und Ordensleute im großen und ganzen eine hochmotivierte und intelligente Gruppe ausmachen und eher bereit sind, sich emotional zu eröffnen als beispielsweise Wiederholungstäter in Gefängnissen, über die bisher in bezug auf sexuellen Mißbrauch am meisten geforscht wurde. Und Stephen Rossetti (in: Burkett/Bruni 1995, 257) meint bezugnehmend auf die Priester, die er behandelte: „Gewöhnlich sind sie hochintelligent, nicht auf Pädophilie fixiert, haben einen Job, in den sie zurückgehen können, und werden aufgefangen. Es handelt sich um eine Gruppe von Menschen, die irgendwie guten Willens sind.“ Daher geht man davon aus, daß sie gute Heilungschancen haben.
Die Behandlung ist insofern erfolgreich, als diese Menschen danach friedvoller, produktiver und ganzheitlicher leben können. Die Erfolge führt John Loftus auf die „Gemeinschafts-Milieu-Therapie“ in Einrichtungen wie Southdown und dem St.-Lukas-Institut zurück. Diese beschränken sich nicht auf verhaltenstherapeutisch ausgerichtete Methoden, eigene Gruppen, wie den SLAA-Gruppen (Sex and Love Addicts Anonymous), die unter anderem mit dem Zwölf-Schritte-Programm arbeiten, sondern kennen in Ergänzung dazu andere Elemente wie Bioenergetik, Leben in einer Gemeinschaft, religiöse Angebote, spirituelle Begleitung und anderes mehr.
So sehr viele Geistliche auch als hochmotiviert und kooperativ geschildert werden und die spirituelle Dimension, wenn sie überzeugend mit dem wirklichen Leben verwoben ist, als ein zusätzliches Element gewertet wird, das sich postitv auf die Behandlung auswirken kann, heißt das nicht, daß von vorneherein davon ausgegangen werden kann, bei Priestern handle es sich um eine besondere Gruppe von Menschen, die leichter „heilbar“ sind. Das wäre naiv und eine Verharmlosung der Wirklichkeit. Eine solche Einschätzung birgt da-

rüberhinaus die Gefahr der Wiederholung alter Fehler von Ärzten, Richtern und Therapeuten, die in völliger Fehleinschätzung der Realität, Priestern eine Sonderbehandlung zuteil werden ließen und sich optimistisch über ihre Genesung äußerten, mit dem Ergebnis, daß durch diese Fehleinschätzung die Zahl der Opfer vergrößert wurde.
Um Priestern, die Minderjährige sexuell mißbraucht haben, die notwendige und angemessene psychotherapeutische und spirituelle Begleitung zu ermöglichen, bedarf es entsprechender Einrichtungen und Personen, die die tatsächlich gegebenen Hilfsmöglichkeiten für diese Gruppe von Priestern nutzen kann. Auch ist es wichtig, daß Priestern, die bereit sind, ihr Verhalten zu ändern und an sich zu arbeiten, durch ein breites Angebot der Zugang zur psychologischen und spirituellen Begleitung erleichtert wird. Selbst eine Einrichtung wie das Recollectio-Haus in Münsterschwarzach, das mit seinem therapeutischen und spirituellen Angebot viele Elemente aufweist, die eine ganzheitliche Behandlung im Kontext einer Gemeinschafts-Milieu-Therapie verlangt, ist hier überfordert, da unter anderem die in solchen Fällen notwendigen verhaltenstherapeutischen Interventionen, auch mit ihren in Fällen von Sucht angezeigten eigenen Programmen, und ein insgesamt sehr konfrontierender Ansatz nicht angeboten werden können. In solchen Einrichtungen können allenfalls Priester begleitet werden, die sich aufgrund einer außergewöhnlichen inneren oder äußeren Situation vorübergehend ephebophil verhalten haben und bei denen beispielsweise eine „sexuelle Unreife“ entscheidend für ein solches Verhalten mitverantwortlich ist.

Rückkehr von Priestern in den seelsorglichen Dienst

Bei der Entscheidung, ob ein Priester, der Minderjährige sexuell mißbraucht hat und beurlaubt worden ist, wieder in den Dienst zurückkehren soll, ist das entscheidende Kriterium, inwieweit eine Wiederholung von Mißbrauch ausgeschlossen werden kann. Im Falle eines beispielsweise einmaligen oder vorübergehenden ephebophilen Verhaltens wird, wenn eine entsprechende psychotherapeutische Behandlung erfolgt ist, dafür eine günstigere Prognose möglich sein als im Falle des fixierten pädophilen Priesters. Beim letzteren wird eine Wiederaufnahme des priesterlichen Dienstes nur möglich und letztlich auch verantwortbar sein, wenn durch klare Regelung ein engmaschiges Netz, bestehend aus Kontrolle, Supervision und Beratung geknüpft wird, das in einem klar umrissenen Rahmen, in einem in der Regel beschränktem Ausmaß, die Ausübung priesterlicher Tätigkeiten gestattet. Eine solche Entscheidung, die, so die kanadische Kommission (50), vom Bischof weder unbedingt gefördert, noch unter allen Umständen verhindert werden sollte, muß in enger Absprache mit den zuständigen Gremien der Einrichtung oder Gemeinde, die als mögliche Einsatzorte in Frage kommen, getroffen werden.

Mancher mag Vorbehalte gegen soviel Transparenz anmelden. Sie ist aber Voraussetzung, um einem Priester in einer solchen Situation überhaupt noch eine Chance zu geben, seinen priesterlichen Dienst ausüben zu können, ohne daß damit eine potentielle Gefährdung von Kindern und Jugendlichen verbunden ist. Das mag und wird für den betreffenden Priester schmerzlich sein. Das aber ist ein Schmerz, der ihm nicht genommen werden kann und mit dem er leben muß. Sein Leben hat sich durch sein Vergehen grundlegend verändert. Es kann und es wird nichts mehr so sein wie früher. Wer als Verantwortlicher meint, dies einem Priester ersparen zu müssen, indem er gegenüber denen, die es wissen müssen, die Wahrheit verschweigt, läuft Gefahr, sich gegenüber den potentiellen Opfern mitschuldig zu machen. Hier hilft nur ein mutiger Schritt nach vorne, ein Schritt, der das Schweigen durchbricht. Ein Schweigen, das allzulange aus nicht länger haltbarer Rücksichtnahme auf das Ansehen der Kirche und des priesterlichen Täters verhinderte und verhindert, den Nährboden für sexuellen Mißbrauch auszutrocknen.

Was geschieht aber mit den Priestern, die nicht mehr in den priesterlichen Dienst zurückkehren können? Hier stellt sich ein Problem, das noch auf eine angemessene Lösung wartet. Manche Bischöfe wollen solche Priester einfach loswerden.

Sie wollen mit ihnen am liebsten nichts mehr zu tun haben. Sie brechen total mit ihnen, besuchen sie auch nicht im Gefängnis, halten sie sich vom Leib. Andere Bischöfe planten, eigene Häuser für Priester zu errichten, in denen sie – unter Kontrolle – zusammenleben. Stephen Rossetti (1995, II) spricht in diesem Zusammenhang von klerikalen „Lagern" für pädophile Priester. Solche Versuche scheiterten daran, daß die Nachbarschaft, in deren Umgebung solche Häuser gebaut werden sollten, dagegen protestierten.
So sehr es zunächst auch verständlich ist, daß pädophile und ephebophile Priester abgelehnt werden, sie gemieden werden, ihrem Verhalten Verachtung und Abscheu entgegengebracht wird – auch sie haben ein Anrecht auf Respekt und auf ein menschenwürdiges Verhalten ihnen gegenüber. Die meisten von ihnen sind schwache, innerlich gebrochene Menschen, die an ihrer Anlage und an ihrem Verhalten leiden, manchmal auch daran verzweifeln. Was sie getan haben ist furchtbar. Das darf aber nicht dazu führen, zu vergessen, daß sie krank sind, daß sie in der Regel nichts dafür können, daß sie so veranlagt sind. Hier kann das Gebot zur Nächstenliebe zur großen Herausforderung werden, einer Herausforderung, der sich die Gesellschaft, vor allem aber auch die Kirche stellen muß.

Die Sorge um die Opfer

Die Kirche und ihre Verantwortlichen haben eine Verantwortung für die Opfer und ihre Angehörigen. Dieser Teil der Verantwortung wurde in der Vergangenheit sträflich vernachlässigt. Nicht selten wurden die Aussagen der Opfer nicht ernstgenommen bzw. Opfer und ihre Angehörigen, die mit Recht Priester des Mißbrauches anklagten, als „arme Kranke" oder „Nestbeschmutzer" hingestellt.
Manchmal werden eigens Initiativen in die Wege geleitet, um mit Unterschriftenaktionen den beliebten Priester vor sogenannten böswilligen Anschuldigungen in Schutz zu nehmen. Unter den Personen, die dabei mitmachen, befinden sich nicht selten Eltern (auch von Opfern), die ihre Hand

dafür ins Feuer legen würden, daß ihr Pfarrer nie so etwas Abscheuliches tun würde. Bis dann eines Tages die furchtbare Wahrheit doch ans Licht dringt.
Der Kirche kommt eine selbstverständliche Verantwortung für die Opfer und ihre Angehörigen zu. Ihre Vertreter müssen den Kontakt zu ihnen aufnehmen, sich entschuldigen und konkrete Hilfen, bis hin zu finanzieller Unterstützung für die Therapie der Opfer anbieten. Die Kommission der kanadischen Bischöfe fordert, Opfern sexuellen Mißbrauchs durch Priester innerhalb der Kirche voller Sympathie und Aufmerksamkeit zu begegnen.
Darüberhinaus ist es Aufgabe der Kirche, das zum Teil völlig abhanden gekommene Vertrauen eines Opfers und seiner Angehörigen gegenüber der Kirche zurückzugewinnen. Ein solches Bemühen wird viel Zeit und einen intensiven Einsatz beanspruchen. Hier müssen die Kirche und ihre Vertreter den Betroffenen sehr großzügig entgegenkommen. Die bischöfliche Kommission empfiehlt in diesem Zusammenhang, nicht ein vorschnelles Verzeihen seitens des Opfers zu erwarten, vor allem dann, wenn ein solches Verzeihen darauf hinausläuft, das, was die Gerechtigkeit verlangt, zu verschweigen oder eine ungeheilte Wunde zu verbergen (64). Vielmehr ist es für die Opfer wichtig, ganz deutlich die Verantwortung dem Täter zuzuordnen, um auf diese Weise einen Prozeß zu ermöglichen, der Integration und ein „Loslassen-können" ermöglicht. „Ein gesunder Ärger, der auf den Täter gerichtet ist, kann sich als eine stärkende und heilende Kraft für das Opfer erweisen. Das Opfer hat immer das Recht, gegenüber dem Täter die Verzeihung zu verweigern" (88).
Insbesondere gilt es auch, dem spirituellen Schaden, der – zusätzlich zum psychischen – durch den sexuellen Mißbrauch angerichtet wurde, besondere Aufmerksamkeit zu schenken. Bei Kindern und Jugendlichen, die Opfer eines sexuellen Mißbrauchs durch einen Priester geworden sind, kann gerade die besondere Rolle des Priesters, der in ihren Augen vielfach als Vertreter Gottes gesehen wird, den psychischen und seelisch-spirituellen Schaden vergrößern. Da ist auf der einen Seite der sehr große Vertrauensvorsprung, der dem Priester kraft seines Amtes und seiner Stellung

eingeräumt wird, und auf der anderen Seite der jähe Absturz, wenn dieses Vertrauen mißbraucht worden ist. Das Kind wird in seinem Innersten zutiefst verletzt. Hier von Seelenmord zu sprechen, trifft den Kern. Wem in der Begegnung mit einem Menschen, der in seiner Kindheit durch einen Priester sexuell mißbraucht worden ist, ein Blick in dessen Herz eröffnet wurde, der kann nicht anders als zunächst innerlich zu erstarren, um dann zutiefst ergriffen zu werden angesichts des unendlichen Ausmaßes an Zerstörung des Innersten dieses Menschen. Dessen Seele ist wie tot. Nur mühsam, oft erst nach vielen Jahren psychotherapeutischer und spiritueller Begleitung und intensiver Bestärkung durch Freunde, vermag sich diese Person von der Erstarrung zu befreien, um sich wieder den Mitmenschen und Gott zu öffnen.

Die Sorge um die Gemeinde

Zu den Aufgaben der Kirche gehört es weiter, sich um die Gemeindemitglieder zu kümmern, in deren Gemeinde der Vorfall sich ereignete. Wenn ein Vorfall bekanntgeworden ist, muß die Kirchenleitung offen und klar Stellung beziehen und auf die Verwirrung, Trauer und Empörung eingehen, die dadurch ausgelöst wurde. In den unterschiedlichsten Weisen – im Rahmen einer Ansprache während des Gottesdienstes, im Pfarrgemeinderat, in einer eigens dafür einberufenen Pfarrversammlung und anderem mehr – muß sie zur Aufklärung der Situation beitragen, wichtige Informationen vermitteln, die eigene Betroffenheit zum Ausdruck bringen, wo nötig, Trost spenden. Hier gilt es, alle Möglichkeiten zu nutzen, um in großer Offenheit vorhandene Verletzungen, Gefühle von Wut, Entsetzen, Trauer, Enttäuschung, fruchtbar zu machen für einen in der Regel langandauernden Heilungs- und Versöhnungsprozeß.
Aber auch über die eigenen Grenzen einer Kirchengemeinde hinaus ist es eine Aufgabe der Kirche, mit dazu beizutragen, daß alle die Fragen und Probleme, die im Zusammenhang mit sexuellem Mißbrauch auftauchen und anstehen, offen

und direkt angegangen werden. So empfiehlt die bischöfliche Kommission (45), nicht bei der Furcht und der Scham stehenzubleiben, wenn Christen mit Fällen sexuellen Mißbrauchs durch Erwachsene konfrontiert werden, auch dann, wenn es sich dabei um Priester oder Ordensmänner handelt, die man schätzt und bewundert. Wer dabei nicht stehenbleibt, wird in der Lage sein, so die Kommission weiter, das Schweigen zu brechen, und bereit sein, klar zu Fragen sexuellen Mißbrauchs Stellung zu beziehen und mit dazu beizutragen, daß das Notwendige dagegen getan wird.

Literatur:

American Psychiatric Association: *Diagnostic and Statistical Manual of Mental Disorders*, Washington 1987

Elinor Burkett/Frank Bruni: *Das Buch der Schande. Kinder und sexueller Mißbrauch in der katholischen Kirche*, Wien 1995

Canadian Conference of Catholic Bishops: *From Pain to Hope*, Ottowa 1992

John Loftus: *Sexual Abuse in the Church. A Quest for Understanding*, Aurora 1989

Wunibald Müller: *Liebe und Zölibat. Wie eheloses Leben gelingen kann*, Mainz 1994

Wunibald Müller, *Dem Problem nicht ausweichen. Zum sexuellen Mißbrauch Minderjähriger durch Priester*. In: Herder-Korrespondenz, Nr. 7, 1995, 362–366

Stephen Rossetti: *Brief vom 15. August 1995, I*

Stephen Rossetti: *Pedophilia: The Mark of Cain*. In: America Magazine, September 1995, II

Richard Sipe: *Sexualität und Zölibat*, Paderborn 1992

Hermann Stenger: *Eignung für die Berufe der Kirche. Klärung, Beratung, Begleitung*, Freiburg 1988

Weiterführende Literatur:

Marie M. Fortune: *Fehltritte von Seelsorgern. Sexueller Mißbrauch in der seelsorglichen Beziehung*, in: Concilium, Nr. 2, 1994, 178–185

Margit Gegenfurtner/Bernhard Baitsch (Hg.): *Sexueller Mißbrauch von Kindern und Jugendlichen. Hilfe für Kinder und Täter*, Magdeburg 1994

Nele Glöer/Irmgard Schmiedeskamp-Boehler: *Verlorene Kindheit. Jungen als Opfer sexueller Gewalt*, München 1990

Johannes Kemper: *Sexualtherapeutische Praxis*, München 1992

Stephen J. Rossetti

Eine Herausforderung für das Volk Gottes

Der sexuelle Mißbrauch von Kindern ist für alle Beteiligten ein schreckliches Ereignis. Die Täter werden zu Gezeichneten. Die Gesellschaft verstößt sie und macht sie lächerlich. Dazu kommt dann noch, daß sie sich häufig harte Selbstbestrafungen auferlegen. Ebenso schwer ist das Leid der Opfer. Sie leiden unter depressiven Schüben, Angstzuständen, unkontrollierbarer Furcht, Selbstmordgedanken oder Eßstörungen. Schlimmer noch: Beim Versuch, das entsetzliche, seelenzerfressende Trauma zu bewältigen, können sie selbst zu Tätern werden.

Auch der Schaden für unsere Glaubensgemeinschaft ist groß. Dies ist schwer zu akzeptieren, haben doch nur so wenige Menschen damit zu tun. Der Aufbau einer durch Vertrauen verbundenen Glaubensfamilie hat Hunderte von Jahren gedauert und erforderte zahllose Stunden selbstloser Hingabe. Kann diese Familie von einigen Wenigen so schnell zerstört werden? Es handelt sich hier um einen der schwersten Skandale, die die Kirche jemals zu bewältigen hatte, denn er zerstört das wichtigste Element des kirchlichen Dienstes: das Vertrauen.

Wir, das Volk Gottes, sind vielleicht versucht, den sexuellen Mißbrauch von Kindern von einer Zuschauerposition aus zu betrachten. Der Täter, so sagen wir, ist „anders als wir". Danach wäre es unser Ziel, uns von solchen Menschen zu befreien – entweder, indem wir sie verstoßen, oder, indem wir sie solange psychotherapeutisch behandeln, bis sie sich verändern.

Genügt das? Bedeutet die Existenz von Kindesmißhandlern nur, daß es in einer ansonsten gesunden Gesellschaft einige kranke Männer und Frauen gibt? Vielleicht liegen die Wurzeln des Problems viel tiefer. Indem wir die Täter behandeln, beheben wir unter Umständen nur das, was die Psychologie das „gegenwärtige" Problem nennt.

Begibt sich jemand in Psychotherapie, beginnt diese gewöhnlich mit einem „gegenwärtigen“ Problem. Es setzt sich aus einer Vielzahl störender Symptome zusammen, beispielsweise aus Angst, zwanghaftem Verhalten, irrationaler Furcht oder einfach dem Gefühl, „am Ende“ zu sein. Der Klient hofft, daß der Psychotherapeut ihm helfen kann, diese Symptome loszuwerden. Dieser jedoch wird die Symptome nicht als das Zentrum des echten Problems betrachten, sondern einzig als Indikatoren eines zugrundeliegenden Konflikts, dessen sich der Klient nicht bewußt ist. Eines der Ziele der psychodynamischen Therapie ist es, dem Klienten zu helfen, sich von den Symptomen ab- und dem zugrundeliegenden Konflikt zuzuwenden.

Es mag hilfreich sein, das Phänomen des sexuellen Mißbrauchs von Kindern nicht als das gesamte Problem zu betrachten, sondern als Symptom für eine zugrundeliegende gesellschaftliche Problematik, deren wir uns nicht voll bewußt sind. Möglicherweise sind die uns bevorstehenden Herausforderungen und die vor uns liegenden Ziele weitreichender und fundamentaler als eine einfache Behandlung der unmittelbaren Folgen des sexuellen Mißbrauchs. Daraus ergeben sich folgende Fragen: *Wo* suchen wir die zugrundeliegenden Probleme? *Welcher* Art sind sie?

Wo suchen wir?

Der Trappistenmönch und Schriftsteller Thomas Merton betitelte eines seiner Bücher *Betrachtungen eines schuldigen Zuschauers*. Selbst als Mönch und später als Einsiedler fühlte sich Merton mit der Gesamtgesellschaft verbunden, empfand sich als ein Teil von ihr. Seine Jahre der Meditation und Reflexion ließen ihn fühlen, daß er nicht nur für die Erfolge der Welt teilweise „verantwortlich“ war, sondern auch für ihre Probleme. Gerne zitierte Merton den Dichter John Donne: „Niemand ist eine Insel und lebt ganz für sich selbst; jeder Mensch ist ein Teil des Kontinents, ein Stück Festland.“ Halten wir uns an Mertons spirituelle Perspektive, so suchen wir die Wurzel des Problems nicht außerhalb von uns selbst oder an einem anderen Ort. Es wird uns

verdeutlicht, daß wir stattdessen in unseren eigenen Herzen nach dem Kern der Probleme forschen sollten.
Eine ähnliche Perspektive ergibt sich, wenn wir von der Familie ausgehen. Wenn eine Familie einen ihrer Angehörigen in Behandlung gibt, so glaubt sie häufig, dieser „identifizierte Patient" sei als einziger erkrankt. Die Familienmitglieder haben eine taktische Einigung darüber getroffen, daß alle anderen gesund seien. Ein Familientherapeut wird ihnen helfen zu erkennen, daß das gesamte System nicht funktioniert und daß alle Beteiligten in gewisser Weise zur Störung des Betroffenen beitragen. Natürlich sind die Familienmitglieder davon meist überrascht und reagieren mit Leugnung und/oder Wut. Für den Therapeuten ist der identifizierte Patient jedoch nur das Symptom einer schwerwiegenderen Störung. Um das System zu heilen, muß sich folglich jedes Familienmitglied verändern.
Auch das Problem des sexuellen Mißbrauchs von Kindern läßt sich aus der Familienperspektive betrachten. Nehmen wir an, wir seien eine große Familie. Bei einem ihrer Mitglieder wurde die Störung der Pädophilie oder Ephebophilie entdeckt. Der identifizierte Patient ist wirklich gestört und braucht Behandlung, doch die Familienperspektive sieht die zugrundeliegende Wurzel der Störung in der Gesamtfamilie. *Die Existenz der Pädophilie und Ephebophilie könnte als Symptom einer zugrundeliegenden Störung in unserer Gesellschaft betrachtet werden.*
Man mag natürlich fragen, wie jemand, und sei es ein Vertreter der Familienperspektive, eine derartig schwere Störung wie die Pädophilie mit „normalen" Menschen wie uns in Verbindung bringen würde. Zuerst sieht es doch so aus, als hätten wir, die „Familie" des Pädophilen, nichts mit ihm oder seiner Störung gemeinsam.
Haben Sie jemals ein psychologisches Fachbuch gelesen, in dem die verschiedenen psychischen Störungen beschrieben werden? Beim ersten Mal könnte Sie das ein wenig aus der Fassung bringen. Der Autor beschreibt die niedergeschlagene Stimmungslage einer Depression, das Verhalten bei Zwangsvorstellungen, die Charakteristika der Schizophrenie und die Selbstzentriertheit des Narzißmus. Während sie die-

se Beschreibungen lesen, kommt Ihnen ein erschreckender Gedanke: „Oh nein, das ist bei mir auch so. Und das auch! Liebe Güte, ich bin ein neurotisches Wrack! Ich habe alle diese Störungen!“ Das ist die Wahrheit: Sie *haben* sie.

Wenn Sie aus dem Haus gehen, prüfen Sie dann die Tür noch einmal, um festzustellen, ob sie verschlossen ist? Sie wissen, daß das dumm ist, denn Sie haben sie ja gerade abgeschlossen, doch Sie wollen doch noch einmal nachsehen, damit Sie sich besser fühlen. Auch haben wir alle manchmal Angstzustände, die sich um völlig unwichtige Dinge drehen. Wir sind verspannt, selbst wenn wir wissen, daß es keinen logischen Grund für die Furcht gibt. Gelegentlich sind wir niedergeschlagen, verlieren unsere Energie und Lebenslust. Vielleicht haben wir keinen Appetit mehr oder bekommen Schlafstörungen. Wenn wir am Morgen aufwachen, fühlen wir uns immer noch müde und wollen nicht aufstehen.

Aus diesem Stoff bestehen pathologische Störungen. Wer unter obsessiven Zwangsvorstellungen leidet, ist voller Angst, solange, bis er die Tür noch einmal überprüft hat. Wer eine Angstneurose hat, fürchtet sich ohne Grund. Der Depressive verliert seine Energie und Vitalität. Er erwacht müde und fühlt sich, als ob er ein riesiges Gewicht durchs Leben schleppen müßte.

Natürlich besteht ein wichtiger Unterschied zwischen uns und einem Menschen, der wirklich psychisch krank ist. Jemand, bei dem eine obsessive Zwangsvorstellung diagnostiziert werden kann, wird die Tür so häufig überprüfen, daß dies sein Leben maßgeblich erschwert. Er kann Stunden damit verbringen, Dinge zu prüfen oder in einer bestimmten Weise anzuordnen, um damit seine Ängste zu reduzieren. Jemand mit einer Angstneurose hat möglicherweise soviel Angst vor dem Ausgehen, daß er in seiner eigenen Wohnung gefangen lebt (Agoraphobie). Eine diagnostizierte Depression ist so schwer, daß sie die gesamte Lebenswahrnehmung eines Menschen beeinflußt und ihn in eine derart negative Stimmung versetzt, daß seine produktive Lebensführung ernsthaft in Gefahr ist. Die „Samenkörner“ solcher Störungen schlummern jedoch in uns allen.

Könnte man die Samenkörner der Pädophilie und Ephebophilie nicht auch in uns allen finden? Vielleicht findet sich auch in unserer Seele ein Nachhall der sexuellen Perversion des Kindesmißhandlers? Robert Stoller erforschte die Dynamik sexueller Erregung bei „perversen“ und „normalen“ Personen. Einmal unternahm er den Versuch, den Unterschied zwischen der Perversion und einem normalen Erregungsmuster herauszufinden. Er kam zu dem Schluß, daß es keinen gab: „Ich folgerte dies, als ich bei meinen Untersuchungen des Zusammenhangs des Sexualverhaltens nach einer Trennlinie zwischen dem Normalen und dem Perversen suchte. Wie viele andere (z.B. Freud) hatte auch ich dabei keinen Erfolg.“ (Stoller, 1976)

Stoller faßte seine Ergebnisse in der Aussage zusammen, daß die in der Perversion vorhandene Dynamik sexueller Erregung (dazu gehören Mystifizierung, Risiko, Illusion, Rache, Umkehr des Traumas, Sicherheitsfaktoren, Entmenschlichung und Feindseligkeit) sich auch in den sexuellen Erregungsmustern der „Normal“-Bevölkerung finden lassen. Es ist kaum eine Überraschung, daß Stollers Gedanken auf ähnlichen Widerstand stießen wie die Aussage des Therapeuten, daß die ganze Familie an der Störung des erkrankten Mitglieds teilhabe.

Falls Stoller recht hat, haben wir mit dem Pädophilen und Ephebophilen weit mehr gemeinsam als wir zuerst dachten. Die anfangs erwähnte Familienperspektive mag tatsächlich stimmig sein. Möglicherweise repräsentiert der identifizierte Patient – der Kindesmißhandler – eine zugrundeliegende Störung der Gesellschaft und der gesamten Glaubensgemeinschaft. Wir selbst mißhandeln zwar keine Kinder. Doch Pädophilie und Ephebophilie können Störungen sein, die sich aus dem Kontext unserer Familie ergeben. Unsere gesamte Familie ist erkrankt und bedarf der Heilung.

Was ist unsere Krankheit? Wie genau sieht der Familienkontext aus, der das Auftreten der pädophilen und ephebophilen Störungen ermöglicht? Wenn es uns gelingt, einige der zugrundeliegenden Störungen in unserer Gesellschaft zu identifizieren, die zum sexuellen Mißbrauch von Kindern führen, so können wir vielleicht erkennen, wo wir alle uns verändern müssen.

Was sind die zugrundeliegenden Störungen?

Zunächst ist das Vorhandensein sexueller Perversionen in unserer Familie ein Indiz dafür, daß unser Verständnis sexueller Impulse und Sehnsüchte und unser Umgang mit ihnen gestört ist. Beobachtet man, wie unsere Kultur die Sexualität darstellt, so kann man darin mit gutem Recht eine Obsession erkennen. Wer von etwas besessen ist, ist ganz davon erfüllt. Der eine Gedanke, der eine Wunsch steht dauernd im Vordergrund und kann nicht abgestellt werden. Unsere ständige Beschäftigung mit der Sexualität ist so beherrschend geworden, daß Sex heute ein Medium des Austauschs ist. Sex verkauft Produkte, bestimmt den Wert eines Menschen, wird als Lockmittel eingesetzt, um Vorteile und bestimmte Positionen zu erlangen. Sex ist eine echte Zwangsvorstellung.

Patrick Carnes, Autor des Buchs *Out of the Shadows* und ein Pionier der Behandlung sexueller Probleme, faßt seine klinischen Entdeckungen bezüglich der Ursache und der Behandlung sexueller Zwangsvorstellungen wie folgt zusammen: Er nennt diese sexuellen Probleme „Süchte", weil sie in etwa genauso ablaufen wie die besser bekannte Sucht nach Alkohol oder anderen Stoffen. Kommt es zu Fällen von sexuellem Mißbrauch von Kindern, so ist der Täter oft außer Kontrolle, besessen von seiner Lust und zwanghaft dazu getrieben, diese zu befriedigen – wie der Alkoholiker. Dieser reagiert auf Alkohol, der Kindesmißhandler reagiert auf sexuelle Begegnungen mit Kindern.

Laut Carnes gehören zur Weltsicht des Sexsüchtigen einige Grundanschauungen. Diese falschen Überzeugungen lösen seine Sucht aus und fördern sie. Grundüberzeugung 1: „Ich bin grundsätzlich ein schlechter, wertloser Mensch." Der/die Sexsüchtige fühlt sich unzulänglich und glaubt, ein Versager zu sein. Grundüberzeugung 2: „Niemand kann mich lieben, so, wie ich bin." Der Süchtige glaubt, daß niemand ihn lieben kann und gerät daher in die Isolation. Grundüberzeugung 3: „Meine Bedürfnisse werden nie erfüllt, wenn ich gezwungen bin, mich in Abhängigkeit zu anderen zu begeben." Der Süchtige ist nicht in der Lage, andere um Hilfe zu bitten, daher staut er unter Umständen Ärger an, bemitleidet sich

selbst, wird depressiv oder sogar selbstmordgefährdet. Grundüberzeugung 4: „Sex ist mein wichtigstes Bedürfnis." Der Sexsüchtige verwechselt Liebe, Wärme und Bestätigung mit Sex (Carnes, 1983).
Gefühle der Unzulänglichkeit (Überzeugung 1), des Nicht-geliebt-werden-Könnens sowie der emotionalen Isolation sind in unserer Gesellschaft weitverbreitet. Diese Störungen erleichtern und stützen unsere Obsession durch die Sexualität. Auch gibt es überall Zeichen dafür, daß wir Liebe, Wärme und Bestätigung mit Sex verwechseln. Es sieht so aus, als sei Sex unser wichtigstes Bedürfnis (Überzeugung 4).
Wird die Sexualität in einer Familie zur Obsession, so darf man sich nicht wundern, wenn in der Folge eine sexuelle Perversion auftritt. Gute Saat und gute Erde produzieren gute Früchte. Schlechte Saat und schlechte Erde produzieren schlechte Früchte.

Ist es in unserer Glaubensgemeinschaft anders?

Man hofft und betet natürlich, daß sich unsere Glaubensgemeinschaft von der Gesellschaft unterscheidet. Ist diese sexbesessen, so wollen wir anders sein. Wir würden gerne ein gesünderes Verständnis der menschlichen Sexualität herausbilden und diese in eine gemäßigtere Perspektive stellen, ihre Kraft und ihr kreatives Potential jedoch nicht verleugnen. Wir sollten ein „Zeichen des Widerspruchs" sein. Unglücklicherweise sind wir es aber nicht unbedingt.
Eine Gemeindeangehörige kritisierte die Glaubensvorstellungen eines anderen Mitglieds. Sie sagte: „Er ist kein echter Katholik. Er richtet sich nicht nach den *zentralen* Lehren unseres Glaubens." Um eine Erklärung gebeten, sagte sie: „Er akzeptiert unsere Lehrmeinungen über Geburtenkontrolle, Masturbation, Homosexualität und vorehelichen Geschlechtsverkehr nicht." Unsere Kirche nimmt zu all diesen Fragen klare Standpunkte ein, doch sind dies kaum *zentrale* Glaubenslehren. Weit wichtiger sind andere Wahrheiten, etwa: Gott ist der Eine, Jesus allein ist der Herr und Retter, Er ist gestorben und auferstanden.

Oft drehen sich die Kämpfe zwischen Liberalen und Konservativen um die „zentralen“ Lehren über die menschliche Sexualität. Theologen und Laien werden anhand ihrer Stellungnahmen zu diesen Themen bewertet. Die Kirchenleitung wendet zur Verteidigung dieser Lehrmeinungen derartig viel Energie auf, daß man leicht zu dem Schluß kommen könnte, auch wir seien von der Sexualität besessen. Würde doch nur genausoviel Aufwand betrieben, um das Reich Gottes zu verkündigen! Indes steht auch unsere Gemeinschaft des Glaubens im gesellschaftlichen Zusammenhang. Es ist schwer für uns, anders zu sein als die Gesamtgesellschaft.
Im Neuen Testament finden sich, wenn überhaupt, nur wenige Lehren Jesu, in denen er direkt über die menschliche Sexualität spricht. Er erwähnte die Heiligkeit der Ehe und den Zölibat „um des Himmelreiches willen“. Jedoch war die menschliche Sexualität anscheinend für ihn kein zentrales Thema. Das deutlichste Gleichnis findet sich bei Joh 8 in der Geschichte über die Frau, die beim Ehebruch ertappt wird. Doch nicht die Schwere ihres Vergehens steht im Zentrum, obwohl Jesus die Tatsache, daß es sich um eine Sünde handelte, nicht verleugnet. Es geht vielmehr um die Realität des Mitgefühls und der Vergebung; etwas, das im religiösen Klima der Epoche, in der Jesus lebte, weitgehend vergessen war. Wie kommt es, daß wir etwas, worüber Jesus so wenig gesprochen hat, so sehr in den Mittelpunkt stellen?
Oft beschäftigen wir uns *wie besessen* mit dem Sexualverhalten anderer und mit dessen moralischen Konsequenzen, *verdrängen* jedoch gleichzeitig unsere eigenen inneren sexuellen Impulse. Die sexuellen Gefühle werden völlig aus unserem Bewußtsein verdrängt, anders als bei einer Zwangsvorstellung, wo sich alle Gedanken und Handlungen nur noch um sie drehen. Zu einer solchen Verdrängung kommt es, weil unsere sexuellen Sehnsüchte für uns unerwünscht und unakzeptabel sind, weil wir sie für eine Sünde halten. Zunächst sieht es so aus, als sei die Verdrängung eine sicherere Lösung des Problems als die Zwangsvorstellung, besonders für diejenigen, die sich für ein geistliches Leben entschieden haben. Doch die Endergebnisse können gleichermaßen tödlich sein.

Ich erinnere mich, wie ich einer Therapeutin, die in einer klinischen Einrichtung für Priester und Ordensleute arbeitete, die Frage stellte, welches die häufigste Störung sei, die für die Betroffenen den Aufenthalt in der Klinik und die psychologische Betreuung nötig mache. Sie antwortete: „Zu uns kommen die Guten." Die Schwestern, Brüder und Priester hatten so lange versucht, gut und heilig zu sein, daß sie oft keinerlei Gefühl mehr für ihr eigenes Selbst und dessen Bedürfnisse und Sehnsüchte hatten. Sie konnten nicht mehr spüren, wie wichtig ihr Bedürfnis nach Wärme und Zuneigung als Mann oder als Frau war. Sie versteckten sich hinter dem Priesterkragen, unter dem Habit und hinter einem falschen Verständnis von Heiligkeit. Sie vergaßen, daß sie Menschen waren.

Diese Dehumanisierung wird oft durch diejenigen verstärkt, denen wir dienen. Ein Priester erwähnte kürzlich ein Ereignis aus seiner achten Klasse, in der er Religionsunterricht gab. Einer der Schüler fragte ernsthaft: „Bekommen Priester Erektionen?" Etwas ähnliches geschah mir einmal in meiner ersten Woche in einer Gemeinde, als mich ein kleines Mädchen ganz unschuldig fragte: „Gehen Priester auch auf die Toilette?" Jeder Priester, jede Ordensfrau kann sich an ähnliche Vorfälle erinnern. Immer und immer wieder werden solche Fragen gestellt.

Selbst in unserer „aufgeklärten" Epoche nach dem Zweiten Vatikanischen Konzil herrscht der geheime Glaube, Priester oder Ordensleute müßten irgendwie anders sein. Eine öffentliche Verpflichtung zum geistlichen Leben und zum Weg der christlichen Heiligkeit wird für „andersartig" gehalten, und diese „Andersartigkeit" wird von Laien gewöhlich als „nicht wie ich" übersetzt. „Nicht wie ich" bedeutet, daß der- oder diejenige keine unterdrückten Bedürfnisse, keine sexuellen Impulse hat und kein richtiger Mensch ist.

Solche falschen Auffassungen können bei entschiedenen Christen zur Unterdrückung von sexuellen Sehnsüchten oder zur Besessenheit mit ihnen führen. Bei Priestern und Ordensleuten besteht die Gefahr, daß sie sich mit der Zeit möglicherweise entweder zu metallharten Zinnsoldaten entwickeln, oder zu Sklaven, die von ihren Schuldgefühlen umgetrieben werden. Treten diese Irrtümer noch deutlicher in Erscheinung, so treten möglicherweise etliche unangenehme Symptome auf, beispielsweise Angstzustände, Zwangsverhalten oder sogar Pädophilie.

In einer Gesellschaft, Glaubensgemeinschaft oder Familie, in der ein gesundes Verständnis der menschlichen Sexualität herrscht, gibt es kein abweichendes Sexualverhalten. Dieses entstammt einem Klima der Unterdrückung und/oder der Zwanghaftigkeit. Doch Pädophilie, Ephebophilie und andere abweichene sexuelle Verhaltensweisen sind nicht nur die Verbrechen einer pervertierten Sexualität. Ihr Entstehen verdanken sie einer weiteren Gesellschaftskrankheit. Neben der Sexualität gibt es noch einen anderen menschlichen Impuls, der ebenso mächtig und ebenso unerwünscht ist, und der ebenfalls für sündhaft gehalten wird. Es gibt einen inneren Zusammenhang zwischen dem sexuellen Mißbrauch von Kindern und der menschlichen Aggression.

Menschliche Aggression und der Mißbrauch von Kindern

Robert Stoller (1975) veröffentlichte eine bedeutende Arbeit über abweichendes Sexualverhalten mit dem Titel *Perversion: The Erotic Form of Hatred*, deren Grundaussage bereits im Titel enthalten ist: Sexuelle Perversionen entstammen einem inneren, auf irgendeine Art erotisierten Haß. Vergewaltigung, Voyeurismus, Exhibitionismus und die vielen anderen Formen sexueller Perversion sind in Wahrheit feindselige Handlungen, Zeugnisse für die innere Wut des Täters.

Es bleibt ein Geheimnis, wie genau dieser innere Haß erotisiert wird. Laut Stoller finden sich jedoch Hinweise darauf in den sexuellen Phantasien der Betroffenen, die sich aufgrund von realen Erfahrungen in der Kindheit und Adoleszenz entwickeln. Gesellschaft und Familie bürden dem zukünftigen Sexualstraftäter schmerzhafte Erfahrungen, traumatische Ereignisse und schädliche Auffassungen auf. Die daraus resultierenden sexuellen Phantasien und abweichenden Verhaltensweisen enthalten immer auch Aggressionen. „Im Zentrum steht der Haß," sagt Stoller.

Kindesmißhandler sind entsetzt über eine solche Auffassung ihres Verhaltens. Sie wehren sich gegen jede Andeutung, daß ihre Handlungen aggressiv oder feindselig seien. Sie sagen vielleicht: „Ich habe das Kind geliebt“, „Ich war sein bester Freund“, oder „Ich habe ihm Wärme gegeben.“ In der Tat geschieht der sexuelle Mißbrauch von Kindern gewöhnlich in der Stille, es wird dabei, wenn überhaupt, kaum Gewalt angewendet. Der Akt scheint sanft zu sein und im gegenseitigen Einverständnis stattzufinden.

Das ist die Lüge des sexuellen Mißbrauchs von Kindern. Die Verführung ist heimtückisch. Die Gewalt ist verborgen. Den Kindern wird emotionaler Zwang angetan, und zwar durch Erwachsene, die Macht haben, denen sie vertrauen und denen sie sich öffnen. Um die Verführung geheimzuhalten, werden die Opfer auf subtile Weise zum Schweigen gezwungen: „Wenn du etwas sagst, bekomme ich Schwierigkeiten. Das willst du doch nicht, oder?“ Ein noch hinterhältigerer Vorschlag kann so aussehen: „Das ist unser Geheimnis, weil wir beide Freunde sind.“ Auf diese Weise wird die Wahrheit nicht nur vor der Außenwelt verborgen gehalten, sondern auch vor den Tätern und Opfern selbst.

Hinter dieser Lüge der „gegenseitigen Übereinstimmung“ steht die Wahrheit, daß einem Kind hier immense Gewalt angetan wurde. Der Täter mag sich heftig dagegen zur Wehr setzen, doch die Folgen dieses „liebenden“ Tuns sprechen Bände. Das Kind trägt seelische Narben davon. Die Familie ist beschädigt. Die Gesellschaft ist schockiert und die Glaubensgemeinschaft verwundet. Die Heilige Schrift sagt: „An ihren Früchten sollt ihr sie erkennen.“ Die „Früchte“ dieser „liebenden“ Handlung sind so destruktiv, daß sie nur das Ergebnis eines Gewaltaktes sein können.

Stoller bemerkt, daß sexuelle Abweichungen meist bei Männern auftreten. Aggressive Impulse finden sich bei Männern wie bei Frauen, beide Geschlechter müssen sie erkennen und mit ihnen umgehen. Ich würde jedoch die Hypothese aufstellen, daß es für Männer besonders wichtig ist, diese Impulse zu akzeptieren und zu integrieren, um zu einer männlichen Identität zu gelangen. Das heißt nicht, daß Männer aggressiv sind und Frauen nicht, sondern, daß das Mannsein in unse-

rer modernen Welt in fundamentalem Zusammenhang mit der menschlichen Aggression steht. Diese Verbindung könnte dem männlichen Geschlecht angeboren, oder aber als gesellschaftliche Rolle erlernt sein. Kommt ein Mann mit seinen aggressiven Impulsen nicht zurecht, so wird es ihm schwerfallen, eine männliche Identität zu entwickeln und er wird entweder gewalttätig oder kraftlos oder beides.
Es verwundert daher nicht, daß Kindesmißhandler normalerweise Schwierigkeiten beim Umgang mit ihren Emotionen haben, besonders, wenn es sich um aggressive Gefühle handelt. Ein Psychiater sagte, Kindesmißhandler hätten häufig eine „inadäquate Persönlichkeit“. Andere Therapeuten betonen ihre „schwache maskuline Identität“ und weisen darauf hin, wie unsicher und kindlich sie sich fühlen, wenn andere Erwachsene dabei sind. Sie unterdrücken ihr aggressives Selbst und werden dadurch *kraftlos*. Doch sind sie in ihren Taten des sexuellen Mißbrauchs von Kindern gleichzeitig *gewalttätig*.
Dieser sexuelle Mißbrauch von Kindern ist nicht nur ein Versagen, die eigenen sexuellen Sehnsüchte und Bedürfnisse zu integrieren. Es fehlt auch die Integration der vorhandenen aggressiven Impulse.

Die menschliche Aggression und unsere Gemeinschaft des Glaubens

Es muß noch einmal betont werden, daß die pädophile und ephebophile Pathologie nicht im luftleeren Raum entsteht. Sie benötigt eine Gesellschaft und ein Klima, das ihr Wachstum fördert. Betrachten wir nun die beiden Extreme Obsession und Repression, und versuchen herauszufinden, ob unsere Gesellschaft und unsere Glaubensgemeinschaft möglicherweise diesen Störungen Nahrung gibt.
Ähnlich wie bei ihrer Obsession mit der Sexualität bemerken wir in der Gesellschaft kaum eine Bereitschaft für einen gesunden Umgang mit der menschlichen Aggression. Es gibt immer mehr offene Gewalt, bewaffnete Konflikte, Morde, Terrorismus, Vergewaltigungen und Gewalt in der Familie.

Subtilere Gewaltformen wie Rassismus, Sexismus, Zwang, Bedrohung, Pornographie und sexueller Mißbrauch von Kindern stehen dem nicht nach. Wir leben in einer der gewalttätigsten Epochen der Menschheitsgeschichte. Leicht könnte man dahingehend argumentieren, daß unsere Gesellschaft beinahe schon gewaltbesessen ist.
Auch hier hoffen wir, daß die Gemeinschaft des Glaubens ein Zeichen des Widerspruchs gegen eine gewalttätige Welt sein könnte. Doch da sie selbst aus ihr stammt, ist es unwahrscheinlich, daß sie sich radikal von ihr unterscheidet. Unsere Gesellschaft scheint von der Gewalttätigkeit der Menschen getrieben zu werden. Auch in der Gemeinschaft des Glaubens gibt es Anzeichen dafür, daß sie nicht in der Lage ist, die menschlichen Aggressionen zu meistern.
Zur Illustration dieser Fakten erzählte ein Priester einen Vorfall aus seiner Zeit als Gemeindepfarrer. Seine Haushälterin öffnete die Tür für einen der vielen Obdachlosen, der bei ihnen um Hilfe bat. Es ergab sich ein Gespräch, in dem der Obdachlose immer unverschämter und streitlustiger wurde. Die Haushälterin war eher scheu und stand beinahe gelähmt von Furcht da. Zu diesem Zeitpunkt tauchte der Pfarrer auf und bereitete der Sache ein Ende, wobei, wie der Obdachlose berichtete, „seine Augen Feuer sprühten". Der Obdachlose protestierte mit den Worten: „Sie sind ein Priester, sie müssen doch nett sein."
Es bleibt zu vermuten, daß nach Meinung vieler Gläubiger ein „netter" Priester in allen Situationen freundlich bleiben muß. Er sollte eine sanfte Stimme haben und niemals laut werden. Vielleicht erinnert er uns an den Priester aus der Fernsehsendung M.A.S.H. „Father Mulcahey" war liebenswürdig, still und bescheiden. Allerdings wirkte er kraftlos, schwach und nichtssagend. Solche „netten" Priester entsprechen vielleicht unseren voreingenommenen Ideen über Heiligkeit, sind aber in Wirklichkeit entmenschlichte Wesen. Ihre aggressiven Impulse werden höchstwahrscheinlich unterdrückt.
In der Ausgabe des Magazins *America* vom 7. Oktober 1989 veröffentlichte Patrick M. Arnold den Artikel „In Search of the Hero", der viele Kontroversen auslöste. Er stellte die

Behauptung auf, in unserer Glaubensgemeinschaft herrsche ein anti-maskuliner Sexismus vor. Es gäbe „eine subtil feindliche Haltung gegenüber Männern und der Männlichkeit." Seiner Meinung nach würden die Männer in unserer Kirche ihrer Männlichkeit beraubt.

Das war ein brenzliges Thema und die Herausgeber bekamen viele Leserbriefe. Man muß nicht in allem mit Arnold einer Meinung sein, doch sollte man seiner Grundthese Beachtung schenken, daß die Männlichkeit heutzutage als rigide, gewalttätig, dominant, machthungrig und unterdrückend karikiert wird. Er gibt zu: „Zweifelsohne ist dies deshalb der Fall, weil die Frauen so sehr unter dem ‚Schatten' einer statischen, rigiden Männlichkeit gelitten haben: unter unbarmherzigen Gesetzen und unterdrückender Gewalt." Sowohl in der Karikatur männlicher Gewalt als auch im daraus resultierenden Mann ohne Männlichkeit erkennt man eine Obsession mit dem Impuls der Aggression und gleichzeitig die Unterdrückung dieses Impulses.

Früher litten die Menschen unter einer vorwiegend männerdominierten Hierarchie der Kontrolle, des Machtkampfes, der harten Durchsetzung von Gesetzen und des dominanten Verhaltens. Wo immer ein solches Verhalten auftrat – ich sage nicht, daß dies immer und überall der Fall war –, handelte es sich dabei um einen Akt der Gewalt und ein Versagen im angemessenen Umgang mit der Aggression. Diese subtilen Formen der Gewalt sind ebensowenig authentisch männlich wie die verkleideten Aggressionen des Kindesmißhandlers.

Falls Arnolds Thesen stimmen, schwingt das Pendel jetzt in Richtung des anderen Extrems. Männer entschuldigen sich für ihre Männlichkeit. Sie betrachten ihren männlichen Drang nach Unabhängigkeit, Stärke und Wahrheit als etwas Falsches oder Schlechtes. Vielleicht wird ihnen unterschwellig vermittelt, es sei nicht recht, daß sie einen starken Intellekt besäßen, furchtlos die Wahrheit sagten oder sich einer Sache widersetzten. Auch Gott wird seiner Männlichkeit beraubt. Jahwe darf nett, verzeihend und mitfühlend sein. Wird er so gesehen, so würde er die Menschen niemals strafen; niemand käme je in die Hölle.

Allerdings ist sowohl das dominante Verhalten (Obsession mit der Aggression) als auch die Entkräftung (Unterdrückung der Aggression) pathologisch und behindert die Entwicklung der echten männlichen Identität und die erfolgreiche Integration der menschlichen Aggression. Auch hier beklagen wir eine Mentalität, die aus der Zeit vor dem Zweiten Vatikanischen Konzil stammt. Sie sei anti-menschlich und daher angeblich für diese Verirrungen verantwortlich. Ich vermute jedoch, daß solche Fehlentwicklungen keinesfalls nur in unserer Epoche auftreten. Wir hingen immer schon dem zeitlos falschen Glauben an, Heiligkeit müsse asexuell sein. Und immer schon gab es die Versuchung, unter dem Deckmantel der Heiligkeit dem Glauben anzuhängen, daß die Wut und andere „negative" Emotionen im Reich Gottes keinen Platz hätten.

Um jedoch wirklich christlich zu leben, muß man die emotionale Kraft und Stärke der eigenen Aggressionen wahrnehmen, beherrschen und in die angemessenen Kanäle lenken. Jesus war nicht „nett". Er benutzte die Peitsche, um den Tempel zu reinigen, er schrie die Pharisäer und Schriftgelehrten an und nannte sie „Heuchler", „Gräber, die weiß angestrichen sind", „Narren" und „blinde Führer." Jesus „sah sie voll Zorn an" (Mk 3,5). Jesus war seiner Männlichkeit nicht beraubt.

Doch auf der anderen Seite übte dieser kraftvolle Jesus keine Kontrolle aus. Er lockte die Menschen zum Glauben. Er ermutigte sie mit Zeichen der Liebe. Zwar konfrontierte er sie mit ihren falschen Überzeugungen, doch übte er niemals Zwang auf sie aus. Jesus ließ ihnen die freie Wahl. Er ließ es sogar geschehen, daß Judas ihn verriet: „Was du tun willst, das tu bald" (Joh 13,27). Das, was dem Kindesmißhandler fehlt und worum sich die Gemeinschaft der Gläubigen bemüht, sehen wir in Jesus verwirklicht.

Unsere Herausforderung

Unsere Gemeinschaft ist herausgefordert, die menschlichen Impulse der Aggression und der Sexualität ernstzunehmen und in die richtige Perspektive zu stellen.

In einer Gesellschaft, die ihr Menschsein voll integriert hat, existieren weder Pädophilie noch Ephebophilie. Wir als einzelne haben zwar das Verbrechen des sexuellen Mißbrauchs von Kindern nicht begangen, doch als Gemeinschaft sind wir nicht nur für das Gute, sondern auch für das Schlechte verantwortlich, das bei uns entsteht. Wir geben der Krankheit Nahrung. Wir sind, wie Merton, schuldige Zuschauer.

Der Irrglaube „heilig zu sein, heißt, nicht menschlich zu sein" hält sich zäh und lebendig. Wahrscheinlich wird er unsere ganze Religionsgeschichte durchziehen. Er ist stärker als der Jansenismus oder der philosophische Dualismus. Er ist zeitloser als die thomistische Ära vor dem Zweiten Vatikanischen Konzil. Ich glaube, das hat etwas mit der Schlange und der menschlichen Erbsünde zu tun. Vielleicht will das Böse, daß wir glauben, wir seien entkörperte Götter.

Der Kampf mit den wechselhaften menschlichen Impulsen ist ein Teil des christlichen Lebens, dem man nicht ausweichen kann. Bei unserem Bemühen um die Integration unserer Aggression und unserer Sexualität müssen wir das Gleichgewicht des Mittelwegs finden. Wir sollen weder obsessiv noch repressiv handeln. Wir sind weder entmenschlicht, noch werden wir von unseren Impulsen beherrscht. Vielleicht ist „Freiheit" das beste Wort für diesen Mittelpunkt. Der Christ ist kein Sklave der menschlichen Triebe, sondern herrscht über sie im Dienst einer höheren Berufung.

Um unser aggressives Selbst zu integrieren, müssen wir stark sein, ohne kontrollierend oder machthungrig zu werden. Wir müssen die Wahrheit sagen, ohne Strenge oder Dogmatismus zur Schau zu stellen. Wir müssen zur Geltung kommen, ohne uns dabei aggressiv oder destruktiv zu verhalten. Und wir müssen unabhängig sein, jedoch weder kalt noch distanziert.

Um wirklich freie, sexuelle Menschen zu sein, sind wir dazu aufgerufen, warm, mitfühlend, einander nah zu sein und einander zugewandt zu leben. Wir erfreuen uns an anderen Menschen. Doch wir manipulieren und verführen nicht, wir sind auch nicht steril und distanziert. Wir mißbrauchen andere nicht, berauben sie nicht ihrer Menschlichkeit, um unsere eigenen sexuellen Sehnsüchte zu befriedigen.

All diese Aufgaben sind schwer zu erfüllen. Die Integration der Sexualität und Aggressivität ist ein immerwährendes Problem des christlichen Daseins. Schon im sechzehnten Jahrhundert klagte der holländische Maler Hieronymus Bosch, die Religion fördere eine Unterdrückung von Sexualität und Aggression. In seinen Bildern stellte er dar, wie die Kirche diese Sehnsüchte im Namen der Heiligkeit in Schach hielt (Kaufmann, 1989).

Die Psychologie hilft uns zu verstehen, was vor uns liegt, und die Behandlung zu beginnen. Doch die Humanwissenschaften allein können die notwendige Verwandlung des Menschen nicht vollbringen. Stünde sie für sich selbst, so würde uns die Psychologie eine pessimistische Aussicht bieten: Wir können nur versuchen, unser sexuelles und aggressives Selbst zu integrieren. Wir können die Ziele mit dem Verstand erfassen, doch unsere Herzen sind noch längst nicht soweit. Vielleicht werden wir diese starken Energien niemals ganz integrieren, vielleicht bleibt die Aufgabe für immer ungetan und unvollkommen.

Möglicherweise müssen wir diese Unvollkommenheit akzeptieren, doch wir haben trotzdem für unser Verhalten und seine Folgen die Verantwortung zu tragen. In unserer Gesellschaft wird offene und versteckte Gewalt herrschen. Wir werden von unseren sexuellen und aggressiven Impulsen getrieben und die Gesellschaft wird Sex als Ware und Gewalt als Unterhaltung mißbrauchen. Es wird Menschen geben, die andere Menschen – sogar Kinder – unmenschlich behandeln und sie als Sexualobjekte mißbrauchen.

Unser Glaube wird uns nicht vor diesen schrecklichen Konsequenzen unserer Schwächen und Fehler bewahren. Auch wird er uns nicht erlauben, die bedeutenden Einsichten und Empfehlungen der weltlichen Wissenschaften für die Behandlung unserer Störungen zu ignorieren. Doch das wahre Zeichen der Hoffnung und die endgültige Heilung liegt in der Menschlichkeit Jesu. Jesus identifizierte sich mit unseren Schwächen und trug sie durch die Hoffnungslosigkeit des Todes in das neue Leben der Auferstehung.

Ich hatte und habe die Hoffnung, daß wir uns wie Jesus mit den Schwächen unseres Menschseins identifizieren können, besonders da, wo diese in ihrer schlimmsten Form auftreten – in der Pädophilie. Wir sind den Pädophilen ganz und gar nicht unähnlich. Trennen wir diese Menschen von uns, so setzten wir diesen nicht integrierten Gesellschaftszustand immer weiter fort. In der Separierung bewahren wir eine Maske des Wohlverhaltens und der Gesundheit, genau wie der Pharisäer, der betete: „Gott, ich danke dir, daß ich nicht wie die anderen Menschen bin, die Räuber, Betrüger, Ehebrecher“ (Lk 18,11). Es war nicht dieser Pharisäer, der in Frieden nach Hause ging.

In Wirklichkeit ist der Pharisäer genau wie wir alle „wie die anderen Menschen“. Empfinden wir eine unangenehme Vertrautheit mit dem Kindesmißhandler, so deshalb, weil in uns selbst etwas Dunkles ist, das dieses Böse versteht. Wir können uns mit dem Kindesmißhandler identifizieren, weil er ein Mitglied unserer Familie ist. Seine (oder ihre) Kämpfe ähneln den unseren, weil wir dasselbe Ziel haben. Angesichts der Tatsache des sexuellen Mißbrauchs von Kindern kann unser Gebet nur das des Zöllners sein: „Gott, sei mir Sünder gnädig“ (Lk 18,13).

Beharren wir auf unserer Ganzheit und Sündenlosigkeit, kann uns die Kraft der Auferstehung nicht völlig durchdringen. Sie erreicht uns erst, wenn wir die Schwäche unseres Menschseins erfahren haben – eines Menschseins, daß schließlich der völligen Schwäche und Demut des Todes anheimfallen muß. Unsere Gesellschaft und unsere Gemeinschaft des Glaubens versucht mutig, sich mit der schrecklichen Tatsache des sexuellen Mißbrauchs in den Familien auseinanderzusetzen. Das ist eine schwere Aufgabe, die viel Probleme mit sich bringt. Sie führt dazu, daß wir alle ein wenig sterben.

Ein echtes Engagement in dieser Sache bringt uns wirklich ein Stück Tod. Wir müssen einem schrecklichen Übel in unserer Gesellschaft ins Auge schauen und die Schwächen unserer eigenen Familie ertragen. Dann werden wir eingeladen, uns selbst zu betrachten und unsere eigene innere Zerbrochenheit zu erkennen. Wenn wir die Schwächen unserer Menschheit wahrnehmen, so lernen wir paradoxerweise auch die Freiheit und den Frieden der Auferstehung kennen.

Dies ist vielleicht die schwerste, jedoch wohl auch die befreiendste Herausforderung, mit der uns der Kindesmißhandler konfrontiert: In uns selbst die Wurzeln dieser Tragödie, und im Gesicht des Täters unsere eigenen Züge zu erkennen.

Literatur:

Arnold, Patrick M.: *In Search of the Hero: Masculine Spirituality and Liberal Christianity*. In: America. 161:9 (7. Oktober 1989): 206–210.

Carnes, Patrick: *Out of the Shadows: Understanding Sexual Addiction*. Minneapolis: CompCare Publishers, 1983.

Kaufmann, Yoram: *Analytical Psychotherapy*. In: Current Psychotherapies, hg. v. Raymond J. Corsini und Danny Wedding. Itasca, Illinois: F.E. Peacock Pubs. Inc., 1989, S. 119–152.

Stoller, Robert J.: *Perversion: The Erotic Form of Hatred*. Washington, D.C.: American Psychiatric Press, Inc., 1975–

Sexual Excitement. In: Archives of General Psychiatry. August, 1976, 33:889–909.

AutorInnen

Carol Cradock, Dr., Klinische Psychologin, langjährige Erfahrung in der therapeutischen Arbeit mit sexuell mißbrauchten Kindern.

Jill R. Gardner, Dr., Klinische Psychologin, Spezialistin für Therapie mit von posttraumatischem Streß Betroffenen, berät Gemeinden und Diözesen bei Fällen von sexuellem Mißbrauch.

L.M. Lothstein, Dr. der Klinischen Psychologie, Professor für Psychologie in Hartford, Connecticut.

Wunibald Müller, geb. 1950, Dr. theol., Diplom-Psychologe, Leiter des Recollectio-Hauses der Abtei Münsterschwarzach.

Stephen J. Rossetti, kath. Priester, Psychologe und Dr. theol., Vizepräsident des St. Luke Institutes in Maryland, USA.

Carol Stanton, Pressereferentin und Mitglied des „Bishop's executive committee" der Diözese Orlando, Florida.

Frank Valcour, Dr. med., Facharzt für Psychiatrie und Neurologie, Professor in Georgetown, Medizinischer Direktor des St. Luke Institutes.

Myriam Wijlens, Dr. jur. can., lic. theol., Studium in den Niederlanden und in Kanada; seit 1991 Dozentin für Kanonisches Recht in Münster; Mitarbeiterin im Offizialat der Diözese Münster; seit 1995 Mitglied der Kommission „Sexueller Mißbrauch in pastoralen Beziehungen" der Niederländischen Bischofskonferenz.

Therapeutische Modelle bei Mißbrauch und Gewalt in Familien

Eliana Gil
Die heilende Kraft des Spiels
Spieltherapie mit mißbrauchten Kindern
Aus dem Amerikanischen von Susi Nohl-Herrmann
1993. 212 Seiten. Kartoniert

Eliana Gil ist in diesem Buch die Kombination theoretisch fundierter Erkenntnisse mit anschaulichen Beispielen der Therapie von Kindern, die verschiedenen Arten der Mißhandlung ausgesetzt waren, gelungen. Die detaillierte und realitätsnahe Einführung in Diagnostik und Beratung ist für alle, die mit mißbrauchten Kindern und ihren Familien arbeiten, eine wichtige Hilfe.

Arnon Bentovim
Traumaorganisierte Systeme
Systemische Therapie bei Gewalt und sexuellem Mißbrauch in Familien
Aus dem Englischen von Susi Nohl-Herrmann
1995. 144 Seiten. Kartoniert

Arnon Bentovim stellt in diesem Buch ein systemtherapeutisches Modell vor, das mißbrauchende und gewalttätige Familien als durch das Trauma zusammengehaltene, sich selbst perpetuierende Systeme beschreibt. Durch die Einbeziehung feministischer und konstruktivistischer Forderungen und Ideen zeigt er an vielen Fallbeispielen auf, daß der Schutz des Opfers gewährleistet sein muß und wie neue Lebensgeschichten und -entwürfe entstehen können.

Wunibald Müller bei Grünewald

Begegnung, die vom Herzen kommt
Die vergessene Barmherzigkeit in Seelsorge und Therapie
1993. 120 Seiten. Kartoniert

Die Ehre Gottes ist der lebendige Mensch
Selbstverwirklichung als Menschwerdung
2.Aufl. 1996. 128 Seiten. Kartoniert

Ganz Ohr
Grundhaltungen in der seelsorglichen und spirituellen Beratung
2. Aufl. 1995. 136 Seiten. Kartoniert

Gönne Dich Dir selbst. Von der Kunst, sich gut zu sein
Sprecher: Wunibald Müller
Grünewald Sprechkassetten. 1996. Laufzeit 2 x 30 Minuten.

Homosexualität - eine Herausforderung für Theologie und Seelsorge
Mit einem Vorwort von Heinrich Pompey
3. Aufl. 1995. 240 Seiten. Kartoniert

Liebe und Zölibat. Wie eheloses Leben gelingen kann
2. Aufl. 1994. 160 Seiten. Kartoniert

Von der Sehnsucht heimzukehren.
1996. ca. 160 Seiten. Kartoniert

Matthias-Grünewald-Verlag, Mainz